深読みNow 13

地域をつむぐ、いのちの連鎖

連載「医のふるさと」より

信州佐久病院医師
色平 哲郎

かもがわ出版

私はかねがね「〈地域医療〉は医療の一部ではなく、〝地域の一部〟である」という持論を述べてきたが、医療を「病院の窓から」眺めていた人たちにはよく理解してもらえなかった。

ましてや医療を「病院の中だけ」で眺めている人たちには、理解をこえる話だった。とくに〝〟のついた〝地域の一部〟というところが大切なのだが、当初は理解されなかった。

地域医療は専門医療の対極と考える人が多いが、これは表面的理解だ。「地域に人と暮らしがなければ」その地域は原野であり、医療の必要性も有効性もない……

若月氏は「地域医療」という言葉はあえて使う（佐久病院看護専門学校の「わが校の基本精神」より）のであって、つねに「第一線医療」という言葉をだいじにして使っていた。

2014年6月19日　講義「農村医学」その2　清水茂文

まえがき

私が勤めるＪＡ長野厚生連佐久総合病院は、１９４４（昭和19）年1月、信州臼田《うすだ》の地に20床の小さな病院として開かれた。

翌年の春、東大病院分院の外科医だった若月俊一医師（１９１０～２００６）が赴任してから、佐久病院は大きく変貌を遂げる。

若月医師は、「農民とともに」「予防は治療にまさる」と唱え、奥山の無医地区まで「出張診療」に出かけ、田んぼのあぜ道で農作業中の人々の血圧を測り、健診を行った。

病院では手術室に観覧席を設け、自らの手術を患者の家族に見せ、医療の最先端にふれさせる。

地域密着医療と高度専門医療の「二足のわらじ」を履くことを病院運営の柱とし、１０００床規模の信州最大の病院に成長させた。

リーダー中のリーダーである。

その若月医師の口癖が「学問を討論の中から」だった。

平らに意見を交わし、語りあうなかから本物の学問が生まれると言っていた。

どんな組織でも、すぐれたリーダーの「理念」を受け継ぐことは簡単なことではないが、佐久病院では、「語りあう場」として「学問を討論の中から」を継承している。

その一つが、今年で63回目を迎えた「農村医学夏季大学講座」だ。

例年、7月に佐久病院本院で開催されるこの「講座」は、全国の保健医療分野で「草の根」的に活動している人を顕彰する「若月賞」の受賞記念講演をはさんで、多士済々のゲストが講演する。

今年の若月賞は、NPO法人「どさんこ海外保健協力会」代表で、北海道とネパール山間部で保健医療活動を展開してきた楢戸健次郎医師と、NPO法人「クリオン虹の基金」(旧称「伊波基金」)理事長で作家の伊波敏男氏に贈られた。

楢戸医師は、ネパール農山村で医師と保健ボランティアの育成に携わってきた。病院建設や衛生環境整備の支援もしている。

1943年生まれの伊波氏は、ハンセン病回復者でもあって、私も長くおつきあいさせていただいている。

「病み棄ての戻り道」と題した受賞記念講演で、伊波氏は、戦中、故郷の沖縄で米軍の艦砲射撃を受けながら、母の背に負われて山中を逃げまどっていたところから語りおこした。

1957年、中学2年のときにハンセン病と診断され、療養所に強制収容されて「関口進」と名前を変えさせられる。


関口少年は、日本復帰前の沖縄の療養所では勉学もままならず、父にヤマト（本土）の岡山県邑久《おく》高等学校に入学したいと訴える。

深夜、父は療養所近くの海岸にサバニ（木造の小さな漁船）を乗りつけ、関口少年は脱走した。父子は、パスポートを持って船で鹿児島に渡る。

高校の受験資格を得るために向かった鹿児島県の療養所では、あやうく「強制送還」されそうになったが、女性医師が身体を張って庇《かば》ってくれたという。

1961年、伊波氏は療養所に併設された邑久高等学校新良田《にいらだ》教室に入学する……。

伊波氏に「社会復帰」の動機を植えつけたのは整形外科医だった。

名医は不自由な手足に機能回復の手術を何度も何度も施し、社会復帰の道をひらいた。

現在、伊波氏が理事長を務める「クリオン虹の基金」は、多数の島々がひろがりジャングルが深いフィリピン共和国で、保健師や助産師、医師を育成するフィリピン国立大学医学部レイテ分校（ＳＨＳ）の奨学資金に活用されている。

伊波氏は、日本政府から支給されたハンセン病補償金１２００万円を基金に出資し、奨学金は継続されている。

伊波氏が人生の歩みをつづった『花に逢はん』（ＮＨＫ出版）を、ぜひ、お読みいただきたい。

今年の農村医学夏季大学講座では、伊波氏に続いて、早稲田大学教授で医療経済学者の兪炳《ゆうへい》匡《きょう》氏が演壇に立った。

兪教授は、１９６７年に大阪で生まれた。

北大医学部を卒業し、日本で臨床医をした後、渡米。

ハーバード大学、ジョンズ・ホプキンス大学で医療政策、医療経済学の博士号を取得し、スタンフォード大学医療政策センターや、米国疾患管理予防センター（ＣＤＣ）を経て、カリフォルニア大学デービス校医学部で終身准教授として研究と教育に従事。

2020年に25年ぶりに日本に帰国した。

兪教授は、「医療が地域再生の中心になる経済学的理由＝世界最高健康都市構想実現のために＝」と題した講演で、マクロ的視点から日本経済の長期停滞を分析した後、医療に着目する。医療が地域経済へ高い効果を及ぼすのは、次の三つの理由からだという。

（1）非営利組織の割合が高く、営利組織のような株主への配当が必要ないので、組織外・地域外への富の流出が少ない。

（2）国内（かつ地元）産業の比率が高い。

（3）人件費の割合が高い。

兪教授の提言は『日本再生のための「プランB」医療経済学による所得倍増計画』（集英社新書）に著されており、こちらもお奨めだ。

農村医学夏季大学講座は、2日間にわたって開かれる。

2日目は、宇沢国際学館代表取締役の占部まり氏が「社会的共通資本から考える未来」、大阪市立大学・滋賀大学名誉教授の宮本憲一氏は「地域再生の道―内発的発展と自治」というテーマで講演し、佐久病院職員や自治体首長を交えたシンポジウムも開かれた。

その合間に佐久病院の職員らが「小海線、だいじょうぶ？」という25分の寸劇を演じた。

地元の赤字ローカル鉄道の現状にスポットを当てた劇だ。

演劇も、佐久病院の十八番《おはこ》である。

このようにして「学問を討論の中から」という若月医師の理念は受け継がれている。

本書は、独特の文化、風土を有する佐久病院で働く私が、折々に書いたコラムを集めたものだ。

何かの参考にしていただければありがたい。

本書を、佐久病院との縁をつないでくれた恩師で、昨年鬼籍に入った清水茂文元佐久病院院長に捧げたい。

２０２４年８月22日若月忌　色平哲郎

地域をつむぐ、いのちの連鎖
——連載「医のふるさと」より

もくじ

まえがき……………3

第1章　佐久総合病院が取り組む第一線医療　15

佐久病院の礎を築いた「明るい」女性たち……………16
農村女性の行動を変えた「生改さん」に学ぶ……………20
たった1つのいのちと地球……………25
若月賞の受賞者が語った「変革」への道筋……………28
地域をつむぐ——佐久南部地域の「第一線医療」……………32
心の中に刻まれた恩……………36
若月俊一先生の夢、中川米造先生の夢……………41
《コラム》加藤周一さんからの便り……………46

第2章　出会った先人たちに教えられたこと　47

「生きづらさ」に向き合った教育改革者の3つの約束……………48

「最も謙虚で、最も果敢な」若井晋先生の在りし日の姿 …………51
「昭和の華岡青洲」梁瀬義亮医師の功績 …………55
農村社会の維持・発展と農村医療の貢献 …………60
受講者が感銘を受けた「若月賞」受賞者の言葉 …………65
「心のうぶ毛」を大切にした中井久夫医師 …………68
タイの仏法に学ぶ「同胞の心の支えに」（須田治） …………73
宇沢弘文教授の思い出――若い医療人にお薦めしたい『人間の経済』 …………77
後輩の中高校生のみなさんに伝えたい …………80
《コラム》教えをいただいた先輩、友人の方々 …………85

第3章 医療から時事問題を診る――87

病院など非営利組織こそ地域経済再生の核心 …………88
「社会を癒す」政策の貴重なモデル …………91
求められる「地球のお医者さん」―プラネタリーヘルス …………94
若月院長からの「招待状」 …………99

外国人労働者の受診から見えてくるもの…………103
医師の残業規制を前に始動した佐久での「病院間連携」…………106
下水サーベイランスと臨床ＰＣＲ併用への期待…………111
《コラム》日本の第一次産業は外国人と老人でもっているねーっ…………115

第４章　「医のふるさと」断章 117

人類は一つ　日常にもっと「対話」を…………118
限られた資源をどう分かちあうか…………120
死を思うことは誕生を考えることである…………123
ＡＩ時代だからこそ求められるケアとは…………126
「二つの老い」とガザの外傷外科医…………129
同じ空の下で
——人の苦しみや困難は、言葉にすると軽くなる気がする（安藤恒平）…………133
全ての人に〝いつでも・どこでも・だれでも〟を…………136
コロナ禍の全人類的教訓は？…………138

医師にとっての「生命」とデモクラシー……………142
《コラム》吉田寮と自治を壊さないで…………145

第5章　戦争と生命と人道と ―――147

医学生時代の旅で見た「複雑な」ウクライナ…………148
ある軍医の遺書と戦争の「正義」…………153
政治・行政が生み出す「社会的へき地」…………158
人道的危機の地を支える「地球のお医者さん」…………163
今、思い起こしたいWHO憲章の重み――健康は「平和と安全」の基礎…………167
《コラム》ゆとろぎ…………171
《特別寄稿》危機の農村再生は若月先生の思想と事業の継承を（宮本憲一）…………173
あとがき…………178

＊本書は、『日経メディカル』の長期連載「医のふるさと」の一部（２０２１年12月29日号〜２０２３年11月30日号）及び『大阪保険医雑誌』連載（２０２３年12月号〜２０２４年８・９月合併号）を中心に、新聞・雑誌に掲載された論考を収録し、整理・編集したものである。
なお、本文中、以下の諸氏の論考を掲載させていただいた。故須田治氏（第２章73頁）、安藤恒平医師（第４章１３３頁）、故片倉もとこ氏（第５章１７１頁）。また、宮本憲一氏の寄稿を巻末に収録した。

第1章

佐久総合病院が取り組む第一線医療

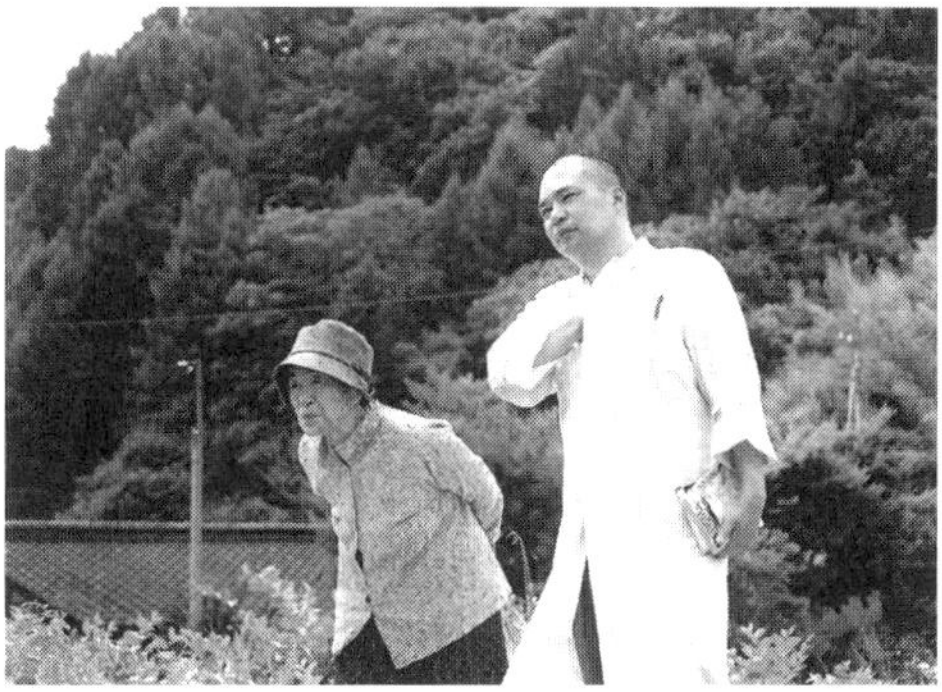

顔を覚え、暮らしを知ることから医療は始まる――親しい女性と語りながら歩く著者（長野県南相木村で）

佐久病院の礎を築いた「明るい」女性たち

「佐久総合病院の礎を築いたのは女性たちだった」と言うと唐突に聞こえるだろうか。佐久病院は、戦時下の1994年1月に誕生した。翌年3月に東京大学医学部付属病院分院の外科から若月俊一先生が赴任してくる。

「遅れた貧しい」農山村に降り立った若月先生は、患者の家族に手術を見せて「恐怖」を取り除いた。演劇で公衆衛生を説き、出張診療で「農民の中へ」入り、農村医療の近代化を成し遂げた、といった文脈で語られがちだ。

もちろん間違ってはいないのだが、若月先生の医療運動を支えたのは、実は村の女性たちだったことが、このほど『腰のまがる話（Bent with the Years）』というGHQ（連合国最高司令官総司令部）民間情報教育局が1949年に制作した映画の複写を見てよくわかった。提供してくださったのは徳島県立文書館（徳島市）。

戦後、日本を占領統治していたGHQは、敗戦国の民衆を「教育」する映画を盛んにつくっている。これらは、使用した National Company 製映写機の略から「ナトコ映画」と呼ばれた。『腰のまがる話』は、19分ほどのモノクロ映画で、信州の農家が舞台だ。

ある夜、祖母が孫娘に、村のおばあさんたちの腰が曲がっているのは、「あっちにペコペコ、こっちにペコペコ」お辞儀ばかりして男に追従して生きているからだと語りかける。しまいには「病気にまでペコリ」。ここで孫娘が大病をした場面が追想シーンとして入る。

高熱を出して横たわる孫娘。若い母親はわが子を医者に診せたい。しかし、父親は「どこにそんな金があるんだ。女房は亭主の言うようにやればいいんだ」と拒み、祈祷師を呼ぶ。部屋の壁に「病魔退散」の紙が貼られ、祈祷師は護摩を焚いて呪文を唱える。父親と家族、近所の人たちも祈祷師と一緒に呪文を唱えるが、とうとう孫娘は高熱のあまり、気を失う。若い母親は、わが子を背負うと一心不乱に駆け出した。向かった先は「佐久病院」の看板がかかった建物だ。

生前、若月先生は、GHQの「民主化」教育の意図を知り、映画づくりに協力したと語っていた。若月先生がモデルらしき男性医師は、母親と、付き添って入院のサポートをする女性たちにこう語りかける。

「こんな病気はね、初めに診てもらえばすぐに治るんだ。それにかえって金もかからなくて済むだろう。子どもの病気のことは男だけに任せておいてはダメ。女がやらなきゃ。それも女がみんな力を合わせてやらにゃ。いつも言うように、村の農業協同組合に診療所をつくりなさい。それまでは保健婦さんを置くんだ。みんなペコペコしないで……」

やがて孫娘は全快し、女性たちが引くリヤカーに乗せられて帰っていく。村の女性たちは、農業協同組合の寄り合いを開き、「婦人部」をつくることを話し合う。ここで若い母親が言った。

「あたし、いままで意気地なしで、女はみんな意気地なしだと思っとりました。だけど、こんどは女だって一緒になりゃ、力を合わせりゃ、意気地なしでなくなることが、わかりました。これからはけっして男の人に負けません」

農協の男性職員は不機嫌な顔つきで聞いている。だが、目覚めた女性たちは意気軒高だ。「田植えや稲刈りのときの共同託児所や共同炊事所をやろう」「地域にまず保健婦さんを置いてほしい」と燃える。ペコペコしなくなった女性たちは、歳をとってももう腰は曲がらなくなる、と祖母は孫娘に教え諭す……。

探訪記に描かれた当時の熱気

映画には農村の「民主化」を進めたいGHQの意図が込められており、割り引いて見る必要があるが、単なるフィクションではない。実は、同じころに「佐久病院をたずねて」というルポが『科学と技術』（1948年8月1日号）に掲載されている。佐久病院で働く女性たちは、とにかく明るい。

「……それ（明るさ）は、ここじゃあ、男と女の差別をしないっていうところにあるんじゃないかな。おふろなんかへ入るときでも、この辺じゃ男の人がさきにはいるのがふつうなのに、院長さんにきいてみたら男だって女だってちがわないっていうんだよ」と女性の理容師。当時は、患者さんのために理容師が病院に入っていた。

「ほんとうに自由ですねえ。自由といってもへんな意味じゃなくって、責任ある自由」と看護師。伸び伸びとした空気の中で、佐久病院従業員が全員加入する「婦人民主同盟」は、「農村に託児所をつくれ」というスローガンを掲げ、役場を動かして実現させている。地元小学校のスペースが託児所に充てられた。ルポはこう記す。

「60人あまりの子供たちが、紫の山々にかこまれたひろびろとした校庭の一隅、青い葉のゆれる柿木の蔭で、がやがやとあつまっている。女子青年団や病院の同志や、保母さんたちの演ずる紙芝居である。テーブルのうえには、ふけたてのおやつのじゃがいもが、木のばけつのなかにほかほかしている」（注：旧仮名遣いは現代仮名遣いで表記）

ジェンダー平等が叫ばれる現在、『腰のまがる話』を見たり、佐久病院探訪記を読むと、少しも古さを感じない。今と全く同じテーマがそこにある。ということは、「相変わらず、男社会」ということでもあろうか。

（2021年12月）

農村女性の行動を変えた「生改さん」に学ぶ

コロナ禍で、人々の「行動変容」が大きくクローズアップされた。厚生労働省は「新しい生活様式」として、ソーシャル・ディスタンシングや手洗い、マスクの着用、「3密」の回避を国民に訴え続けている。いずれも公衆衛生上の生活習慣であり、保健所が主体的に取り組むテーマといえるだろう。情報化が進んだ現代では、様々なメディアを通して「新しい生活様式」の必要性が呼びかけられ、一定の効果を上げている。

しかしながら、時間軸をもう少し長く取って行動変容を考えると、情報発信だけではそれが定着しないことに気づくだろう。人々が情報に接して新知識を得て、やり方を変えてみて効果を実感、その上で納得しなくては、行動変容は持続しない。そのためには人々の中に飛び込んで導くメンターが必要なのだ。

戦後、保健婦（現在の保健師）が地域の「病気の予防・治療」という明確な使命を掲げて、人々を導いたことはよく知られている。私が山村の診療所に赴任した当時、その地で長く保健活動に携わってきた〝伝説的〟な保健婦から、「若妻会」を組織して様々な活動を展開したことを聞いた。若妻を姑の監視下からしばしば解き放ち、寄り合いに集めるだけでも大変だったという。保健婦はまさに地域の要石だったといえるだろう。

女性たちの心を射止めたもの

ただ、日本の農村には、保健婦のほかにも、重要な役割を担って人々の行動変容に尽力した人たちがいる。生活改良普及員、通称「生改《せいかい》さん」だ。生改さんもほとんどが女性だった。

『保健の科学』（杏林書院）２０１６年12月号に掲載された佐藤寛氏（日本貿易振興機構アジア経済研究所上席主任調査研究員）の論文「生活改良普及員と健康改善」［注］を参考に、生改さんの足跡をたどってみよう。

太平洋戦争に敗れた日本は、深刻な飢餓状態から戦後の歩みを始めた。戦争で農業生産が低下したところに海外から兵士や移住者、ざっと600万人（当時の人口のほぼ1割）が引き揚げてくる。

日本を占領統治した連合国最高司令官総司令部（GHQ）は、食料増産と栄養改善に取り組む一方、軍国主義の温床となった封建遺制がはびこる農村の「民主化」に着手。1946年に農地改革を行い、47年に農業協同組合法が制定。48年には農業改良助長法が制定され、農業技術の変革を担う農業改良普及員（農改さん・ほぼ男性）と「生改さん」が誕生する。

生改さんは農村の現場に足しげく通い、女性たちから実情を聞き取った。

そして、まず着目したのが「台所」だった。

当時、農家の台所は窓が少なくて薄暗く、かまどは地面に直接置かれ、煙突のないところが多かった。かまどの熱効率は悪く、薪を大量に焚くので煙が充満し、女性たちは目や気管支系の疾患に悩まされていた。

そこで、生改さんは「改良かまど」を提案する。手近な材料で密閉性が高く、熱効率のいい改良型をこしらえ、煙突をつけた。これがものの見事に女性たちの心を射止めた。換気はよくなり、楽に調理ができる。地面に直接置かず、土台の上に設置されるので、屈まず、立った姿勢で調理できて体への負担がぐんと減った。改良かまどは生改さんの代名詞となる。

一説には、改良かまどのルーツは岩手県にあるともいうが、これは普遍的な価値を備えている。今日では途上国で改良かまどは力を発揮する。たとえば国際協力機構（ＪＩＣＡ）の職員やボランティアは、アフリカ諸国で改良かまどを次々と作り上げている。

日干しレンガや石で土台を整え、粘土を塗り込んで成形する。すべて身近な素材だからお金はかからず、数時間で形ができる。そこから1、２週間乾かせば使えるようになる。改良かまどは同時に複数の熱源で調理でき、薪の消費量も数分の1に減る。省エネルギーにも寄与、一石二鳥どころか SDGs（Sustainable Development Goals：持続可能な開発目標）を含む三鳥、四鳥の副次的効果を生んでいるのだ。

地域の実生活に根付いた取り組みが奏功

話を戻そう。

改良かまどで認知度を高めた生改さんは、農家の偏った食生活の栄養改善に乗り出す。農家は野菜などの収穫期には同じものばかり食べていた。それを「ばっかり食」と命名して女性に意識させ、高タンパク、高エネルギー食への転換を促す。「料理教室」を開いて実際に調理をしてみせる。田植えや稲刈りの時期には村の集会所などで「共同炊事」を企画する。当番の女性が皆の持ち寄った食材で食事をつくり、他の人は農作業に集中した。あるいは農繁期には寺の境内などを借りて臨時の保育所を立ち上げ、乳幼児を集める。共同保育を実践したのである。

このように生改さんは、実生活をカイゼンしながら人々の行動パターンを変えていった。GHQの農村民主化に始まったカイゼン運動は、日本ならではの改良かまどで土着化し、女性の生活に無理なく取り入れられた。時代は変わっても、ここが重要なポイントではなかろうか。

地域に根付いた習慣や伝統的な思考を無視し、新しい知見を植え付けようとしても難しい。いっときは物珍しさで取り入れられても、やがては廃れる。途上国支援の場面にも当てはまることではないだろうか。

［注］今回参考にさせていただいた佐藤寛氏の論文「生活改良普及員と健康改善」は、その後、中

村安秀編著『地域保健の原点を探る』（杏林書院、２０１８年）第３章「生活改良普及員による健康改善」（p.40-62）に、ほぼ同内容で発表されています。

（２０２２年２月）

たった1つのいのちと地球

黄金色に実った稲穂を眺めながら犬を連れて散歩していると、「医のふるさと」は農にあり、と感じる。人々の健康を保つ医療は、食べ物がなくては成り立たない。先人は水と土を調和させて、その食料自給の基をつくったのだ。近所を歩いていると、そのありがたさが身に染みる。

私が暮らす長野県の佐久地域には、四ヶ用水《しかようすい》と呼ばれる水路が引かれている。江戸時代初期、市川五郎兵衛真親という人物は、仕えていた武田家が滅ぶと、「志すでに武に非ず、殖産興業にあり」と徳川家康に申し出て、土地の開拓を認められ、この用水路を開削したそうだ。

浅間山付近に水源を発する湯川から取水された四ヶ用水は、高い技術で作られ、途中で隧道

（トンネル）をくぐる。４つの村を潤したことから、四ヶ用水と呼ばれており、現在も米のほか、レタスや白菜の栽培に使われている。現代の佐久地域においても、市川五郎兵衛の名は、五郎兵衛用水や五郎兵衛米に残されている。

農村医療は江戸時代より続く積み重ねの上に

つくづく江戸時代の人たちは偉かったと思う。

水田開発、食料増産に突き進んで草木を根こそぎ掘り取り、大洪水が起きるようになると「高度成長」に見切りをつけ、地域回帰に舵を切っている。徳川幕府は、１６６６年に「諸国山川掟」という法令を出して森林開発を制限し、治水に力を注いだ。

そして、徳川吉宗が将軍職にあった１７３４年、幕府は全国の大名領、幕府領、寺社領に「産物帳」の提出を命じた。国の津々浦々から、農作物はもちろん、動植物、鉱物などの産物がこと細かく報告された。現代風の言葉を使って表現するならば、「全国地域資源悉皆《しっかい》調査」といったところか。

日本列島は南北に長く、起伏に富んでおり、山や川で区切られた「地域」が多く、それぞれ独自の産物が根づいている。その産物に光が当たるとともに、地域資源を守って適地適産を勧める「農書」が続々と著された。
農書は、「入会地の草は重要な肥料源なので粗末にするな」「落ち葉をさらうのは解禁日を設けて一斉に始めることとし、抜け駆けを禁じる」など、資源を守るよう導く。「協同の精神」を大切にしたのだ。こうして持続可能な環境が整えられ、最上の紅花、松前の昆布、紀州のミカン、尾張の瀬戸焼、薩摩の黒砂糖……といった名産品が続々と現れた。

その結果、どうなったのか。農山漁村文化協会の「農文協の主張　バブルの後の再建は江戸時代の発想に学ぼう」（１９９８年９月号）は、次のように記している。

これらの名産は今日まで受け継がれているものが多い。その結果、輸入に頼っていた木綿・生糸・藍・煙草・砂糖・朝鮮人参等、暮らしに必要な物産はことごとく国内自給を達成した。ちなみに特産物の国産化にともなって輸入が減少し、元禄時代まで大幅赤字だった国の貿易収支が黒字に転化したのも、この『農書の時代』のことであった。

このような江戸時代からの積み重ねの上に、佐久の地域と農業もあり、そこに佐久総合病院の「農村医療」が乗っている。医療が単独で成り立っているわけではない。

私の30年来の友人、山形県長井市で暮らす〝百姓〟の菅野《かんの》芳秀さんは、家庭ゴミを分別回収して作った堆肥で栽培した農産物を地元消費者に届ける地域内循環システム「レインボープラン」を実践している。以前、菅野さんに「堆肥づくりは佐久で学んだ」と言われ、喜んだものだが、その堆肥づくりもまた、江戸時代から続く持続可能な環境の産物といえよう。

「たった1つのいのちと地球」とは、故・若月俊一先生（佐久総合病院名誉総長）と親しかった、公立菊池養生園診療所名誉園長の竹熊宜孝先生の言葉だ。人々の生活も医療も、全ては食料を生産できる環境において成り立つ。食べられてこそのいのちである。

（2023年10月）

若月賞の受賞者が語った「変革」への道筋

日本列島は猛暑に包まれているが、信州の佐久地方は、日が落ちるとしのぎやすくなる。佐久地方では、夏から秋にかけていろいろな催しが行われる。今回はイベントのご紹介をしよう。

今年7月21、22日には、佐久総合病院の農村保健教育ホールで、第62回農村医学夏季大学講座が催され、保健医療分野の草の根的な活動で優れた業績を上げた3人の方々に「若月賞」が贈られた。

受賞したのは、生活に困窮する人たちの支援活動を続ける、「一般社団法人—つくろい東京ファンド」代表理事の稲葉剛さん、愛媛県の愛南町で精神科医療の変革に取り組んでいる医師の長野敏宏さん、水俣病患者の生活の実態を伝える写真集『MINAMATA』(クレヴィス、2021)をまとめたアイリーン・美緒子・スミスさんだ。3人の受賞者は、それぞれ70分の講演を行った。

稲葉さんと私の付き合いは長い。30年ほど前、彼がまだ学生のころに知り合った。数年前に私が名前を挙げたことが、今回の受賞につながったと伺い、うれしい限りだ。

講演で稲葉さんは、「セーフティーネットはだんだん整ってきているが、路上で生活している精神疾患を抱える人や外国人への支援では、足りない部分もある」と語った。これは重要な指摘だ。路上で生活したり、無銭飲食などを繰り返して刑務所に収容されたりしている人の中には、精神疾患のある人が一定の割合で含まれている。彼らは必要なサポートを受けられず、セーフティーネットの網目からこぼれ落ちているという。

一方、長野さんは、精神疾患と社会の間に新たなプラットフォームをつくって、患者たちを支えている。自身が勤めていた精神科病院の閉鎖病棟に入っていた患者さんを地域に出し、病院自体をなくした。現在は、グループホームでの共同生活と、精神科診療所でのケアで患者をサポートしている。

しかも長野さんは、地域住民と共にまちづくりを行うNPO法人の理事も務めており、活動の中で、柑橘類やシイタケの栽培、川魚の養殖にも力を入れている。アボカドに至っては、銀座の老舗果物店に出荷したこともあるというから本格的だ。地域の人たちが自立して働けるまちづくりを率先して行う長野さんの取り組みを見て、医療は生活の一部であり、生活がまた医療のバックボーンだと改めて気づかされた。

アイリーンさんは、講演で水俣病や原発を巡るこれまでの闘いを振り返った。彼女は、信濃毎日新聞の8月6日付のインタビューで、こう語っている。

「誰かが幸せを求める時、他の人も、環境も、幸せになれる社会を目指したい。エネルギー効率を上げて使用電力を抑え、個人でも中小企業でも工夫すればできる地球温暖化対策の普及にも取り組みたい。日本は既に省エネ大国ですが、もったいない精神と技術力があれば、世界のお手本になるはず」

受賞者の方々からは、それぞれ大切な示唆を頂いた。感謝に堪えない。

若月賞授賞式には日本WHO協会の中村安秀理事長、元WHO医務官で若月賞受賞者のスマナ・バルア博士、早稲田大学人間科学学術院の兪炳匡《ゆうへいきょう》教授（米国籍）、衆議院厚生労働委員会に所属している女性医師の国会議員らも参列してくださった。

バルア氏の叔父、故・ヴィシュッダナンダ・マハテロ大僧正は、マザー・テレサと親交があり、ベンガル飢饉の救済に挺身した。マハートマ・ガーンディーの同志としてインド独立に貢献した親日家で、民族抗争下「仏教徒パスポート」を発給し、多くの人々を虐殺から救っている。タイのプーミポン・アドゥンヤデート前国王が終生の尊崇をささげた、英領インド・東パキスタン出身の上座部仏教僧である。

私の恩師であり、農村医療の発展に尽くした故・清水茂文先生（元佐久総合病院院長）の追

悼企画も行われた。（「農村医療に未来はあるか」清水茂文先生を語り、考える）

清水先生は、常々、「SHARE（国際保健NGO）の活動から学ばせていただき、一緒に活動したいものだ」と語っていた。そのSHAREは、今週末9月3日に40周年記念シンポジウム「今語り合いたい、共に守り育む健康といのち～日本に暮らす外国人支援から～」を開催する。

（2023年8月）

地域をつむぐ――佐久南部地域の「第一線医療」

人生に出会いと別れはつきものだ。新陳代謝こそ自然の摂理である。縁の深い人が逝ってしまうとき、その悲しみとともに、もう一度その人の生き方が脳裏に浮かび、自問自答を繰り返す……。

私の師匠、清水茂文先生（元佐久総合病院院長）も、今年3月鬼籍に入った。

9月には院内で追悼会が開かれ、清水先生の日々の診療活動を撮ったドキュメンタリー映画『地域をつむぐ　佐久総合病院小海町診療所から』（岩波映画製作所、1996）が上映された。内面に毅然とした意志を保ちつつ、穏やかに患者さんに接し、在宅で看取ろうとしている師匠の姿に懐かしさがこみ上げてきた。

「やすらかな死」を目指し、農村医療を実践した恩師の姿

私が清水先生と初めて会ったのは、医学部6年生のころだった。「自分は悪人であって、小人だ。（大学の医学部で学んだが）医師を選びとるまで、とても時間がかかった。挫折したんだ。君はどうか？」と聞かれ、「不思議な人だな、この人についていってみよう」と決めた。

清水先生が逆説的なセリフを口にしたのは、研修医として入った佐久病院を一旦去り、38歳で再入職したからだろうか。出戻った理由は、「（『農民とともに』の理念に基づく社会）運動が本物であると思ったから」だと、先生はご自身の論集『地域をつむぐ医のこころ　清水茂文先生論集』（発行者：佐久総合病院・渡辺仁［統括院長］、編集協力：佐久総合病院史料編纂委員会［代表・夏川周介名誉院長］）に記している。

ここで言う「運動」とは、山中の小さな診療所を砦として仲間たちと立てこもり、「世直し」

を実践することだった。

たとえば、大病院で終末期の患者さんたちを、点滴など多くの管につなぐ「スパゲティ症候群」にするのではなく、地域の中で家族に見守られて看取るようにする。そのために、医師や看護師は家族や地域の人々とどう関わっていくか、清水先生は「農民を知れ、農村を知れ」という故若月俊一先生（佐久総合病院名誉総長）の叱責を虚心坦懐に受け止め、日々実践されていた。上述の映画『地域をつむぐ　佐久総合病院小海町診療所から』にも、「やすらかな死の実現をめざし」た先生の様子が丹念に記録されている。

また、清水先生は大局観を大切にしていた。その判断が功を奏した例の1つが、小海赤十字病院の移管問題だった。

小海の医療を導いた清水先生の大局観

先生が佐久病院本院の院長だった頃、佐久病院小海診療所から千曲川を挟んで目と鼻の先の小海赤十字病院が経営危機に陥った。

当時、診療所はJR小海駅舎内に移転したばかり。建物もきれいで12床あり、地域に溶け込んでいた。「小海日赤がつぶれるかもしれない」という話が広まると、佐久病院側のスタッフからは、「日赤がなくなっても、診療所があればいい」「困ったときも診療所と佐久病院本院が連携すれば地域医療は成り立つ」といった意見が出た。

しかし、清水先生は駅舎に建てた小海診療所の12床と透析施設を閉鎖。２００３年に小海赤十字病院より移管を受け、佐久総合病院グループ小海分院を開設する。05年には分院の建物を新築し、99床の体制で再スタートさせた。これにより佐久南部地域の「第一線医療」は骨格が定まり、今日に至る。

小海分院初代院長の山田繁先生は、『季刊　佐久病院（No.53）』に収録されている座談会で、次のように語っている。

分院には診療所と日赤、（佐久病院）本院の3カ所からスタッフが集まりました。チームワークのよい医療ができるのか心配されましたが、始まってみると、みんな使命感を持ってよく協力していて見事なものでした。

清水先生の大局観を支えていたのは、「メディコ・ポリス構想」と呼ばれるビジョンだった（関連記事：メディコ・ポリス構想）。これは、清水先生の師匠で医師の川上武先生が、小坂富美子氏との共著『農村医学からメディコ・ポリス構想へ――若月俊一の精神史』（勁草書房、１９８８）

で提起した概念だ。

メディコ・ポリス構想を一言で説明するならば、医療・福祉は雇用を支え、他の産業とつながって地域を活性化させるというもの。清水先生は、医療・福祉を時間的、空間的に広げる視座を持っていた。そんなところに医学生だった私は惹かれ、「ついていってみよう」と思ったのかもしれない……。

（２０２３年11月）

心の中に刻まれた恩

「人々のニーズに合った医療とは何でしょうか」

日本の医学生や看護学生から、この根源的な問いを投げかけられるたびに、**フィリピン国立大学医学部レイテ分校**（School of Health Sciences：SHS）のことを話している。そして、若手医師、看護師を含む１５０人以上を、合宿研修のためＳＨＳに送り出してきた。

これまでに何度か紹介した小さな医療・保健学校だ。

ＳＨＳは、１９７６年、佐久総合病院の若月俊一名誉総長（１９１０〜２００６）の「農村医科大学」構想をベースの１つとして設立され、「ネパールの赤ひげ」と呼ばれた岩村昇先生（１９２７〜２００５）らのサポートを得て軌道に乗った。

創設の大義は、まさに「ニーズに合った医療」の提供だった。１９７０年代、フィリピンでは医師の約半数が高い給与を求め、看護師として欧米や中東諸国に出かけていった。海外で医師として働くためには、各国の医師国家試験合格が必要だが、フィリピンの免許を持つ医師が看護師として働く際、看護師国家試験が免除される国が多かった。海外に労働者を派遣し、家族や親せきが「仕送り」を受けることが国策として奨励されており、労働雇用省傘下に「海外雇用庁」が設けられている。

「頭脳流出」で国内の医療は手薄になり、特に人口の５割以上が暮らす地方の州立病院には全医師の1割ほどしか配置されておらず、大多数がマニラなどの都市部に集中。すさまじい医療格差が生じていた。この難題を克服し、地方のニーズに合った医療を提供するためにＳＨＳは創立されたのだった。

設立から半世紀近くが経過し、２０００人以上の卒業生が輩出されている。その9割が故郷の島や山に戻り、医療技術者として働き続けている。所期の目標を達成しているといえるだろう。

卒業生が海外に流出しない理由

前述のように、私はこれまで、日本人の医療者、学生をＳＨＳに送り出してきた。レイテ島での医療カリキュラムを経験した彼らの多くが、帰国後、改めて2つの疑問を口にする。

「なぜ、ＳＨＳの卒業生は海外での高い給料に見向きもせず、故郷に戻るのか。なぜ、貧しい村人のために働いているのだろう？ 入学時の契約や、地元の期待を背負っているからだと言われたけれど、まだ腑《ふ》に落ちません」

「どうして、日本から行った私たちが、あれほど歓迎されたのか。ＳＨＳの人たちにとって日本の若者を歓待しても何の得にもならないのに、なぜなのでしょうか」

寄せられた疑問について読者はどうお考えだろうか。問いへの答えの鍵の1つがフィリピン語の「Utang na loob」（心の中に刻まれた恩）の価値観だ。Utang とは借金、loob は心の中を意味し、恩義を感じるといったらよいのかもしれない。村の人々は、労働の汗を合わせて奨学金を送り、学寮にコメや野菜も送ってＳＨＳの学生を支えている。だから、若者たちは自分の村に恩義を感じ、それを返そうとするのだ。ちなみに、恩義を感じないで勝手な行動をすると、それは「恥知らず（Walang Hiya）」ということになってしまう。こうしたフィリピンの文化的価値観に基づき、ＳＨＳで学んだ学生たちは地域を担う。

そしてフィリピンが多民族国家で、地方の貧しい町や村で暮らす人々の最大の医療ニーズが「安全な出産」という事情も関係している。

フィリピン人の大部分はマレー系の民族だが、単純化していえば社会の支配層はスペイン、中国、米国などをルーツとする財閥とファミリーだ。支配層が居住するような都市であれば、スラム以外なら医療のアクセスもそれなりに保たれているが、離島・山岳地域の１００以上の先住民族や、イスラム教徒の人々が暮らす（都市から離れた）場所では、医療から隔絶された生活を強いられてきた。地方の農民たち、そしてミンダナオ島の先住民族のコミュニティーにとっては、大土地所有が残存し、公的医療保険制度でカバーされていない部分があるという事情に加え、人口構成がものすごく若いこともあって、病気を治す以前に、安全に子どもを産むことのほうが差し迫った医療ニーズなのだ。

これを満たしてくれる医療人材が渇望されている。だから、地元の期待を背負ってＳＨＳに入学した学生は、まず、助産師資格を持つコミュニティー・ヘルス・ワーカー（地域健康指導員）を目指す。座学に加えて週の半分は、レイテ島内の村々に張り付き、資格を持つ先輩に付いてお産や保健指導、予防接種などのノウハウを身に付ける。約2年間勉強して助産師の資格を取ると、故郷に戻り、地域に貢献する。

地域で活動する助産師たちのうち、地元の人たちから「もっと医療の勉強をしてきてください。われわれを助けてほしい」と支持された者が、再びＳＨＳに戻り、正規看護師資格を目指す。その後、資格を得たら故郷に戻って働く。看護師の中で、さらに支持され、選ばれた者がＳＨＳに戻って学び、医師を目指すのだ。国家資格をもつ医師が誕生するまで、入学から約10年かかる。民衆の支持というハードルを何度も越えた者が医師になっている。

これがＳＨＳのステップラダー・システム（はしご方式）と呼ばれるカリキュラムだ。

地元に帰った医師に求められるのは「帝王切開」の技術である。ＳＨＳは安全な出産という医療ニーズを中心に人材育成が行われているから、地元への定着率が高いともいえるだろう。

では、ＳＨＳで日本の若者が歓迎されるのはなぜか。これには、若月、岩村両先生をはじめ、先人たちがＳＨＳに単なるボランティアとして関わるのではなく、人材育成の「事業」として取り組んできた歴史が関係している。

（２０２３年２月）

若月俊一先生の夢、中川米造先生の夢

今年1月から佐久総合病院の夏川周介名誉院長が、日本農業新聞で「協同の系譜　若月俊一＝農村医学の父＝」と題した連載を始めた。若月名誉総長が、どのようにして「農民とともに」医療を信州の山間の町や村に定着させてきたか、直弟子の目を通してつづっている。先人が医療に懸けた夢を継承するには「記録」を残しておくことが大切だと感じる。

若月先生は、晩年、本書前項で紹介した**フィリピン大学医学部レイテ分校**（**ＳＨＳ**）の医療者養成に「次世代への夢」を託していた（前項記事：「心の中に刻まれた恩」）。ＳＨＳが先生の「農村医科大学構想」をモデルに構想された背景もあるが、一兵卒としての従軍経験のある先生に

とって、太平洋戦争の激戦地であったレイテ島は特別な存在だった。

先生はアジアのノーベル賞といわれるラモン・マグサイサイ賞を受賞し、1976年夏にマニラを訪問した際、できたばかりのSHSに向かおうとした。あいにくの雨模様で天候が悪く、プロペラ機での移動はできず、断念したようだが、齢を重ねて診療から離れた後も、先生はSHSの行く末を気にしていた。

というのも、SHSの医療人材育成事業は、地域と密着した泥臭いもので、エリート集団のフィリピン大学医学部の中枢とは肌合いが異なっていた。事業の運営面でもマニラの医学部本校（東大医学部に相当）とレイテ島の現場との意見が合わず、あわや頓挫しかけたこともあった。

レイテ島での研修と奨学金システム創設の提案

1980年代、私がSHSを訪ねた際、大学医学部の先輩で大阪大学教授だった中川米造先生の名前を耳にして、少し驚いた。

91年に中川教授が佐久の農村保健研修センターで講義をなさったとき、そのことをお話しすると、「私はSHSの様子を医学教育学会に伝えたり、自治医科大学のカリキュラムに生かせないかと提案したりしているんだよ」とおっしゃった。

若月先生と親しい中川教授は、ＳＨＳに託した夢を何とか実現したいと考えておられた。人と人のご縁は不思議だ。95年晩秋、東京・御茶ノ水で中川教授と再会した。ちょうど佐久の奥山の村診療所に家族で赴任する前だった。教授は言った。

「君は年に１００人ぐらい医学生や看護学生を村に集めて研修したりするんだろう。そこでお願いがある。村に来た若者の１割でもいいから、レイテ島に送れないだろうか」

「はい。実は、私も同じことを考えていたんです。地域保健と国際保健に関心を持つ行動派の医学生や研修医を彼らの自主性に任せ〝医学生自治〟〝研修医自治〟で派遣できればと考えています」と私は答えた。

「恐らく、求道型、キャリア重視型、異性との出会い希望型、いろんな若者が来るだろう。キャリア重視で、実践を軽んじる者が多くなると、地域の人たちとともに保健医療を築くＳＨＳの精神が誤って伝わる恐れがある。気をつけたほうがいい。ところで、ＳＨＳを支えて、フィリピン各地から学生を集め続けるには奨学金システムを作る必要がある。以前、君も言っていたようにカントリーリスクの高さは金利の高さに直結している。12％の金利を利用して元本には手をつけず、金利で奨学金を運用する方法を考えてはどうだろう。見ている人は見ているよ」
「全く同感です。ぜひ、医学生、看護学生のレイテ派遣と、金利での奨学金システムを確立したいと思います」と私は言って、中川教授と別れた。

先人の積み重ねがもたらしたもの

2年後の97年、マニラの財団理事長のカマラ氏の協力で、日本の篤志家に出資していただいた資金をフィリピンに送り、複数の基金を立ち上げて金利で運用するめどが立った。若月先生と、「ネパールの赤ひげ」と呼ばれた岩村昇先生も、陰に陽にＳＨＳをサポートしてくださった。「いい感じ」にできたなと思っていた矢先、中川教授は逝去された。享年71。まだまだご指導いただきたかった。ただ、中川先生のＳＨＳ事業に託した夢は、様々な方に受け継がれている。

例えば、ハンセン病回復者で作家の伊波敏男氏は、２００２年、国から届いた「ハンセン病療養所入所者等に対する補償金」１２００万円を、そっくり寄付してくださった。この補償金は、ハンセン病になった仲間たちが国の隔離政策は違法と主張し、国を相手とした裁判に勝ってもたらされたお金だった。

実は、伊波氏はずっと以前からハンセン病を隠さずに生きる道を選んでいた。自分で「隔離は間違っている」と裁断し、ハンセン病患者だったことをカミングアウトして生きてきた。だから隠さざるを得なかった、隠れざるを得なかった人々が主体の裁判の原告には加わらなかった。いまさら司法の裁きで「救済」されるのは、これまでの人生を投げ捨てるようなものだ、と思い、補償金を受け取るか否か、逡巡していた。そこにSHS出身のスマナ・バルア博士からフィリピンの農村の実情を聞かされ、伊波氏は補償金を送ってくださったのだった。あれから20年、伊波基金はしっかり受け継がれている。

こうした先人の積み重ねが、現在、SHSに研修で訪れる日本人の若い医療者を、分校同窓会はじめ現地の人たちが大歓迎してくれるゆえんなのである。

2011年3月初旬、私が東宮御所にお招きうけた際、皇太子殿下（現天皇陛下）も「侍従から詳細を聞いています」と、日本からの「有効な人材育成支援」に関心をお持ちだった。

（2023年3月）

《コラム》

加藤周一さんからの便り

佐久病院のすばらしい一面に触れました。

ありがとうございます。

東京へもどって翌日の新聞をみると、中国での「反日デモ」を知りました。

日本のよい面とわるい面とが、色平さんの御仕事と小泉さんの外交政策の対照によって、よく象徴されているように思います。

御礼まで。

２００５年４月12日

（毎年初夏から「主治医」として軽井沢追分の加藤邸に緊急往診したり、症状が落ち着いた寛解《かんかい》後に懇談したりしてきたが、そのうちに自宅に届いたハガキから。加藤さんは、医学博士で、後に文芸評論家として活躍、２００８年12月５日逝去された。）

第2章

出会った先人たちに教えられたこと

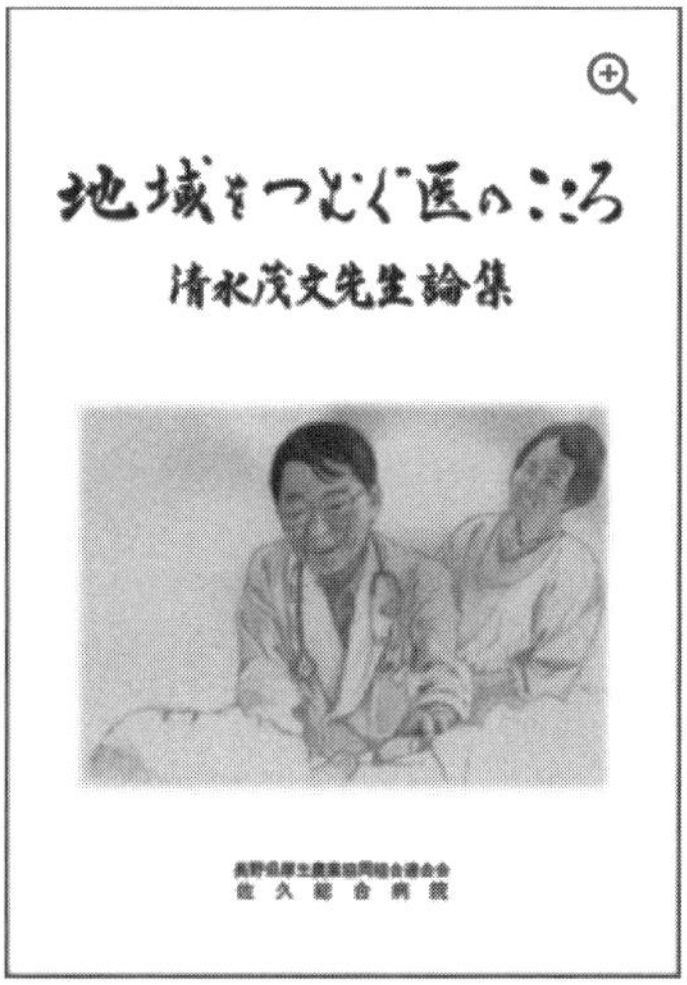

「やすらかな死」を目指し、農村医療を実践した恩師をしのんで発行された『地域をつむぐ医のこころ―清水茂文先生論集』

「生きづらさ」に向き合った教育改革者の3つの約束

私は子どものころ「変わった子」「問題児」と周囲から見られていた。幼稚園の遠足の帰り、道端にしゃがみこんでアリの動きに見入って園児の列からはぐれてしまい、かなりの時間がたってから歩いて帰った。小学校の低学年のころ、校舎の屋外階段の1階と2階の踊り場から下に向けてオシッコをしてこっぴどく叱られた。水滴がどう落ちるか見たかったのだが、親は女性教師に呼び出され、「ほかの学校に行ったほうがいいんじゃないですか」と転校を勧められたと後から聞いた。とにかく1カ所にじっとしているのが苦手だった。

厚生労働省の「知ることからはじめよう メンタルヘルス」というウェブサイトには「注意欠如・多動性障害（ＡＤＨＤ）」について「子どもの多動性―衝動性は、落ち着きがない、座っていても手足をもじもじする、席を離れる、おとなしく遊ぶことが難しい、しゃべりすぎる、順番を待つのが難しい、他人の会話やゲームに割り込む、などで認められます」と記してある。当てはまる。今なら発達障害と診断されていたことだろう。たまたま私は鈍感であって、少しばかり勉強ができたから「みんなと一緒」に学校教育を終えられたが、自分でも説明できない

「つらさ」を抱えた子どもは少なくない。

今年3月に亡くなった**宮澤保夫**さん（星槎《せいさ》グループ創設者）は、発達障害や不登校、引きこもりなどの言葉がなかったころから、そうした子どもに教育基本法の枠にとらわれない、「いつでもどこでも学べる」教育環境を提供してきた。十数年前、初めてお会いしたとき、星槎グループの理念である「3つの約束」を教えられ、これだ、と感激した。

その約束とは、「人を排除しない」「人を認める」「仲間をつくる」だ。

「すき間産業的な」発想で学校を開設

宮澤さんは、1972年に横浜市に塾「鶴ヶ峰セミナー」（通称ツルセミ）を開いて子どもと関わるようになった。ツルセミは、丁寧な個人指導と、塾なのに運動会やキャンプなどを催して人気を博し、急成長した。

ところが、塾生が有名な高校に進学する陰で、「なぜだろう」と首を傾げる事態が生じる。性格は明るく、勉強も時間をかけて誰かがサポートすれば問題のない少年少女が、なかなか高校に入れないのだ。今でいう学習障害などと診断される特性を彼らは持っていた。本人も家族も高校への進学を望んでいるのに、入れる学校がない。そこから宮澤さんの「ひとり教育改革」が始まった。

『AERA』（朝日新聞出版）の連載「現代の肖像」に、宮澤さんの規制突破ぶりが紹介されている（２０２０年6月1日号、文・山岡淳一郎）。

宮澤は教育関連法規を穴が開くほど読み、学校教育法で定めた「**技能連携校**」に目をつける。東京電力や日産自動車、日立製作所といった大企業は、「金の卵」と呼ばれた中卒従業員のために企業内に技能連携校を持ち、通信制高校と連携していた。そこで専門科目の実習をしながら通信制で普通科目を学べば、高校卒業の資格が得られる。この技能連携校を企業内ではなく街なかにつくろうと宮澤は思い立つ。法律の条文のどこにも企業内に設置せよ、とは書いていない。だったら「外」に技能連携校を設けて、高校に進学できない子どもを集め、通信制高校と組めばいい。これが「すき間産業的な」発想である。

宮澤さんは、文部科学省の官僚を説き伏せ、宮澤学園高等部（現・星槎学園）を開校する。そこから広域通信制高校を新設し、「分校」扱いの学習センターを全国各地に置いて、全日制同様に「通える」環境を整えた。星槎大学では、生きづらさを抱えた子どもと向き合う教師や公務員が学び直しをしている。メンタルヘルスは医療だけでは対応しきれない。人と人が関わる場、環境こそが重要だ。

「（宮澤）やっちゃん会長」は、人生をかけて、このことを実証した。合掌。

（2022年6月）

「最も謙虚で、最も果敢な」若井晋先生の在りし日の姿

最近、出版されたばかりの『東大教授、若年性アルツハイマーになる』（講談社、2022）を手にして、脳外科医で、東京大学の国際地域保健学の教授を務められた故・**若井晋**先生（2021年逝去）の在りし日の姿を思い出した。

この本は、若井先生の奥様の若井克子さんが、50歳代半ばで若年性アルツハイマーを発症された先生との「人生という『旅』」を丁寧に記録したものだ。

「認知症に直面し悩み続けた私たちが、何をきっかけにどう変わり、病と付き合えるようになったのか、ありのままを記しました。老いや死を避けることはできません。でも、人は変わることができるし、新たな望みを見つけて旅を続けることができる――私はそう思います。わずか一事例にすぎませんが、いままさに私たちと同じ立場で苦しんでいる方が、ここから少しでも希望をくみ取ってくださることを願いつつ……」とプロローグに記してある。

発症後の新天地、沖縄での生活や、アルツハイマー病の公表、夫妻でのご講演などの際の、当事者でなければわからない思いが随所につづられている。ああ、そうだったのか、と様々なことに気づくとともに、若井先生がお元気だったころに交わした会話がよみがえった。キリスト者として生きた若井先生は、医療者としての秀逸さもさることながら、ひと言でいえば、「最も謙虚で、最も果敢な人」だったと思う。その歩みをたどっておこう。

日本国際保健医療学会の神馬征峰理事長の「若井晋：次世代へのメッセージ」によれば、若井先生は、東大医学部を卒業し、内科医となって1年後、ボランティアとして川崎の在日韓国人協会の「園医」を引き受け、牧師との出会いによって「いかに戦争責任と向かい合うべきかを現場で学んだ」。

その後、東大に戻って脳神経外科に専門を替え、東京都立府中病院（現・都立多摩総合医療センター）に赴任。医師3人で年間300～400件の手術という激務をこなす。1981年には日本キリスト教海外医療協力会（JOCS）ワーカーとしてご家族を連れて台湾に渡り、彰化基督教病院の脳神経外科医長を務めた。日本の植民地政策で日本語を強制された台湾の人たちの苦悩を直接、受け止めている。帰国後は獨協医科大学で診療に当たり、「私はキリスト者ですから、違う人生があります」と、いわゆる出世には見向きもせず、恬淡《てんたん》として、患者さんの生命を救おうとメスをふるった。

脳外科教授からの異例の転身

臨床の最前線で奮闘してきた若井先生に転機が訪れたのは1993年。JOCSの総主事を引き受けている。NGOの予算や事業計画、人員の配置を司る事務系トップに就いたのだ。以後、開発途上国へ頻繁に足を運び、国際保健活動にのめり込んでいく。いくら臨床技術が優れていても、それだけでは民衆は救えない。病気にならないようにすることの大切さに目覚めたのだった。

１９９６年、獨協医科大学脳神経外科教授に就任する。98年には社会開発・ＰＨＣ・国際保健のバイブルとして知られる、デイヴィッド・ワーナー、デイヴィッド・サンダース共著の『The Politics of Primary Health Care and Child Survival』を監訳して出版（『いのち・開発・ＮＧＯ―子どもの健康が地球社会を変える』新評論、１９９８）、翌年、満を持して東大の国際地域保健学教室の教授に就いた。脳神経外科の教授から、国際保健の教授への転身は異例中の異例といえる。

私が若井先生と直接、やり取りさせていただいたのは獨協医科大の教授時代だった。あるとき、「ＪＯＣＳ総主事も経験し、国際保健活動に使命を見出しておられたにもかかわらず、なぜ、獨協医科大の教授をお引き受けになったのですか」と訊ねたことがある。その時のお話では、ご自身のことではなく、医局の将来などを見据えた上で決断されたようだった。世間は、出世と見たかもしれないが、若井先生は全く別のことを考えていた。

若井先生から受信した手書きファクスの文面の「テニヲハ」の乱れから、私が異変を察知したのは２００４年だった。翌々年、59歳で、先生は退官された。

何度も何度も佐久に足を運んで、山村で合宿する医学生や研修医たちに親しく講義をしてくださった若井教授。佐久病院の恩人である若井先生のご冥福をお祈りする。

（２０２２年１月）

「昭和の華岡青洲」梁瀬義亮医師の功績

われわれの身の回りには化学物質があふれている。それらは便利な生活に欠かせない半面、「吸い込む」「触る」「飲み込む」ことで重篤な健康被害が起きるケースがある。農村で働く医療者にとって、常に気になる化学物質の１つが「**農薬**」である。

高度成長期、過疎化が進む農村では、生産性の向上、人件費の削減、効率的な作物管理を図ろうと殺虫（鼠）剤や殺菌剤、除草剤といった農薬が大量に使われた。例えば、強い毒性が認められている農薬の**パラチオン**などは、１９５０年代から使用量が急速に増え、それに伴い**中毒**事故や、故意の使用による自殺・他殺例も大きく増加した。もともとパラチオンは、ナチス・

ドイツ統治下で開発された有機リン化合物の毒ガス「サリン」を参考に作られ、第二次世界大戦中にドイツのメーカーが開発したものだ。

当時、佐久総合病院の院長だった若月俊一医師は、日本農村医学会と連携して調査を進め、13年間で2033の症例を集めた。農薬散布者の4人に1人に、頭痛・頭重、めまい、吐き気・嘔吐、倦怠、食欲不振などの症状が表れていた。

奇妙な患者の受診に気付く

若月医師と親しかった梁瀬《やなせ》義亮《ぎりょう》医師も、地元の奈良県五條市を中心にいち早く、農薬汚染の実態を世に訴えている。梁瀬医師は、1920年にお寺の三男として生まれ、京都帝国大学医学部を卒業後、軍医としてフィリピン戦線に従軍。激しい戦闘の中、九死に一生を得て帰国し、五條市で開業した。

梁瀬医師が奇妙な患者の受診に気付いたのは、1957年ごろだった。肝炎のようだが、口内炎が激しく、脳障害や神経障害を訴える患者が多かった。西日本を中心に起きていた「森永ヒ素ミルク中毒事件」（ヒ素が混入した粉ミルクによる乳幼児の中毒事件）の患者の症状に似ており、「毒物」が原因ではないかと考える。思案に暮れた梁瀬医師は農家の友人を訪ね、出荷する野菜にホリドール（パラチオン）の1000倍希釈液を噴霧して、見た目の鮮度を保っていることを突き止めた。

もっとも、文献にはホリドールは散布後2週間ほどで分解されると書かれている。行政も使用に歯止めをかけていなかった。だが、全身倦怠を訴える患者が後を絶たない。そこで梁瀬医師は、自ら「人体実験」を敢行する。その様子が、林真司『生命の農　梁瀬義亮と複合汚染の時代』（みずのわ出版、2020）に次のように記されている。(p.68)

動物実験ではわからぬ現象が、人体で起こっているのではないだろうか。そう思った梁瀬は、思い切って自分自身の身体を使って、残留農薬の人体実験を決行することにした。畑のキャベツに1から14までのナンバーを振り、1番から毎日1つずつ、ホリドールの1000倍溶液を撒布した。14番に撒布を終えた翌日から順番に、1番からキャベツの葉をとってすりつぶし、その搾り汁を飲みはじめた。葉をとったキャベツには、新たにホリドールを撒布していく。

その結果、4、5日間は特に変調はなかったが、15日を過ぎると下痢が始まり、夜中に目覚めて倦怠感が募る。怒りっぽくなって、人をなじる。1カ月で実験を打ち切ったが、体調が戻るまで3カ月かかったという。

自ら農場を経営し「解」を示す

梁瀬医師は、農薬に関する知見を保健所に伝える。1959年4月、新聞記者の取材を受け、「農薬の害」が報じられた。大阪中央卸売市場から五條の野菜が締め出され、苦境に立たされた農家や青果店の関係者は梁瀬医師を呼び出して吊るし上げる。

それでも梁瀬医師は屈せず、科学的事実を発信し続けた。サンデー毎日（1961年2月21日号）が「臨床記録によると、ホリドールなど有機燐製剤の農劇薬は浸透性が強く、植物体内で同化作用を起こして分解し、洗っても煮ても消えない。農作物にごく微量ついても食べて、1、2カ月後に中毒症状が現われ」と記事化して反響が起きる。農民の多くも梁瀬医師に賛同。やっと規制へと潮目が変わったのだった。その後、国内でのパラチオンの販売・使用は禁止されている。

五條市を流れる吉野川（紀の川）を少し下ったところにある和歌山県・紀の川市は、江戸時代に世界初の全身麻酔による乳癌手術を成功させた華岡青洲の生誕の地として知られる。『華岡青洲の妻』（新潮社、1970）を著した有吉佐和子は、著書『複合汚染』の中で、開業医として地域を守りながら、患者を苦痛から解放させるべく試行錯誤を重ねた梁瀬医師を華岡青洲と重ね合わせたのか、次のように記述している。

青洲が世界で最初の乳癌摘出手術を行った相手は、五條の藍屋利兵衛の母親であった。小説『華岡青洲の妻』の作者が、こうして吉野川と紀ノ川の接点で、昭和の青洲に出会うとは、なんという因縁であろうか。私には感慨深いものがあった。（新潮社［文庫版］、1979）

その後、梁瀬医師は、自ら直営農場を設けて、完全無農薬、有機農法の啓発と実践に取り組んだ。警鐘を鳴らすだけでなく、自ら「解」を示したところに医師の気概が感じられる。

＊本稿は、佐久総合病院の夏川周介名誉院長による「協同の系譜 若月俊一＝農村医学の父＝」その12「農薬中毒抑止に一石」（日本農業新聞23年4月20日）を参考にさせていただきました。

（2023年4月）

農村社会の維持・発展と農村医療の貢献

敬愛する「農民作家」の**山下惣一**さんが亡くなって、もう1年以上が過ぎた。

昨年、「欧州のパンかご」と呼ばれるウクライナで戦争が勃発し、世界の食料供給に赤信号がともる中、山下さんは86年の生涯を閉じた。

生前、山下さんは「農業問題は消費者にとっての問題です」と語っていた。さらには、「農家はどんな状況でも自分の家族が生きていけるだけの作物は作れるので心配はない。農産物の自由化で、海外から安い食べ物が入ってくるのを歓迎するのはいいが、いざ、戦争や経済危機で農産物が入ってこなくなったら、消費者はどうする。そのとき、自由化の波を受けて日本農業が衰退し、食料を確保できなくなっていたら困るのは消費者だ」と警鐘を鳴らしていた。

今、日本の食料自給率は38%（カロリーベース）。厳しい現実に直面している。

穀物や野菜、果物、畜産物、乳製品は、肥えた土壌があり、農民がそこで働いて農村共同体が形成されていなくては、生産も流通も消費もかなわない。地域で支え合ってこそ農業は生きる。

そうした山下さんの洞察は、常に人と食べ物の原点に根差しており、「農民とともに」医療を展開してきた**佐久総合病院**（長野県佐久市）の理念と相通じるものがあった。

実は、１９９６年、私はタイで偶然に山下さんと行き合った。その頃、山下さんは「アジア農民交流センター」の代表として、タイとの交流を進めていた。牛肉やオレンジの輸入自由化を契機として外圧にさらされる日本の農民と、大資本のモノカルチャーで借金漬けにされるタイの農民の現実をすり合わせながら、地元で生産し、地元で消費する「地産地消」の道を切り開こうとしていた。私はというと、ＨＩＶ感染者の支援でタイを訪れていた。山下さんは、亡くなる４カ月前、私との出会いを次のように語り残してくださった。

旅の終わり、立ち寄ったバンコクで偶然、日本人医師と出会いました。長野県の佐久総合病院の色平哲郎さん。「エイズにかかったタイ人を支援するため来た」と言うのです。なぜ長野からエイズ支援か。98年冬季五輪を前に工事景気に沸く夜の街で、タイから出稼ぎに来た女性が多数働いていたんですね。その女性の中からエイズ感染者が出た。彼女たちの出身地をたどると、森を追い出されたタイの少数山岳民族の娘が多い。

何とタイの農業・農村の問題が、回り回って私たちの暮らしとつながっていたんです。タイの村人たちが古里で暮らせるようにする――。それは村人の幸福に加え、エイズのまん延を防ぎ、私たちの命を守る道でもありました。

（２０２２年3月5日、西日本新聞【聞き書き】振り返れば未来　第89回より）


大規模化、近代化を追う農政に異議を唱え続けた山下さんは、晩年、家族主体の「小農」の重要さを強調していた。

山下さんに倣うかのように国際連合は、２０１９年から２０２８年を「家族農業の10年」と定めた。加盟各国や関係機関などに対し、食料安全保障確保と貧困・飢餓撲滅に大きな役割を果たしている家族農業に関する施策の推進・知見の共有などを求めている。全世界を見渡しても、食料生産額の8割以上を家族農業が占めているという。

人間が生きていく糧を生む農業を中心に据え、家族、地域、農村……という同心円的な広がりの中に私たち佐久総合病院の医療もある。

雇用を守り、産業を再生して地域づくりに貢献

今年3月、佐久総合病院元院長で私の師匠でもある清水茂文先生が鬼籍に入った。清水先生は、「農村医療を守って50年」と題し、小海診療所開設50周年記念誌（2004年）に次のように書き残している。

小海（村）診療所という種が（小海町の）土村《どむら》地区に蒔かれて50年、いまや幹より枝葉の方が大きくなりました。しかし原点にある精神、みんなで助け合っていく、仕事に心をこめる、地域の中に出ていく、この精神は不変です。時代は変わり、形は変わっても、自分たちに誇りをもち、この先に希望と平和があることを確信してこれからも歩んでいきたいと思います。

ここでいう「種」とは診療所で、「幹」や「枝葉」は「南部地域全体に張りめぐらされた保健・医療・福祉のネットワーク」。種から小さな幹が育ち、それらが大きく枝葉を伸ばす。当初「職員はわずか17名」だったが、今や南佐久南部の保健医療福祉関係職員は350人の大所帯となった。医療を守る視点だけでなく、雇用を守り、産業を再生して地域づくりへの貢献を考える「メ

ディコ・ポリス構想」を意識した「小さなメディコ・ポリス」の実践だった。（関連記事：メディコ・ポリス構想）

最後に、清水先生と故・若月俊一先生（佐久総合病院名誉総長）の共著『医師のみた農村の変貌―八ケ岳山麓50年』（勁草書房、1992）より、お二人の農村医療に対する考えを紹介したい。

もし私どもが農村住民を真にまもろうとするならば、「農民個人の医療」から、今後はきびしく「農村社会の医療」に移らねばならぬことを知る。農村、とくにへき地は、このままでは滅亡の道をたどるかもしれない。これをまもるには、私どもの「農村医学」が、地域社会自体の発展の仕事と結びついて、これを助けていかねばならない。

（2023年9月）

受講者が感銘を受けた「若月賞」受賞者の言葉

恒例の農村医学夏季大学講座が、今年も7月8、9日の両日、佐久総合病院農村保健教育ホールにて、オンライン視聴を加えたハイブリッド形式で開催された。

佐久総合病院では若月俊一名誉総長(故人)の業績を記念し、「**若月賞**」という賞を設けている。今年受賞された桜井国俊・沖縄大学名誉教授の「生活環境の改善を目指して―衛生工学者として歩んだ50年―」と題した講演は、集まった多くの医療従事者に感銘を与えたようだ。

桜井先生は、水俣病を告発した環境学者・宇井純先生のもとで学ばれ、過去には沖縄大学の学長も務めておられる。今回の講演では、環境保全のために最前線で活動してきた経験を語ってくださったが、中でも有機フッ素化合物**ＰＦＡＳ**（ピーファス）を巡る論考は印象的だった。

ご存知の方も多いと思うが、ＰＨＡＳは非常に分解されにくい有機フッ素系の化学物質群の総称であり、これらの化学物質群は主に界面活性剤として70年以上も世界中で使われてきた。だが近年、その有害性に注目が集まっている。

特に、撥水剤や消火剤、フライパンの表面処理に使われてきたPFOA（ペルフルオロオクタン酸）やPFOS（ペルフルオロオクタンスルホン酸）は、有害物質として国際条約で厳しい規制を受けることとなった（残留性有機汚染物質に関するストックホルム条約［POPs条約］）。

先般、米環境保護庁（EPA）は、飲料水に含まれるPFASの、健康に影響がないとする値を約3000倍厳格化すると発表した。人体への影響としては、吸入すると有毒で、呼吸器への刺激の恐れ、中枢神経系や肝臓の障害なども懸念されており、米国ではPFOAの使用工場（デュポン）近くの河川流域の住民に潰瘍性大腸炎や腎臓癌などの健康被害が発生したとして、訴訟が起こされた。流域住民のPFOAの血中濃度は米国人平均の20倍といわれ、高コレステロール、妊娠性高血圧、精巣癌、甲状腺疾患、潰瘍性大腸炎、腎臓癌の発症率の高さも報告されている。

PFASの有害さは世界的な環境汚染として注目されており、ハンバーガーチェーンの米マクドナルドは2025年までに全ての包装・容器からPFASを全廃、アマゾンも自社ブランド「アマゾン・キッチン」の食品製品の包装・容器でのPFAS使用禁止を発表している。

日本でも、国際条約の履行のため「化学物質の審査及び製造等の規制に関する法律施行令」

が改正され、規制が始まっている。しかし、ＰＦＡＳには約４７００種類以上の物質が含まれており、半導体の製造にも様々な形で使われている。用途によっては、代替技術がないとされ、産業界からは規制の適用除外を求める声も上がっている。

沖縄が抱える「基地とPFAS」の問題

環境か経済かという、古くて新しいテーマが突きつけられているわけだが、桜井先生が暮らす沖縄でのＰＦＡＳ問題には米軍基地の存在も関わっている。例えば、沖縄本島の米軍嘉手納基地やキャンプ・ハンセン周辺の水源から高濃度のＰＦＡＳが検出されており、沖縄県などが立ち入り調査を求めているが、実現していない。嘉手納基地周辺を流れる川を水源とする浄水場からは、45万人の沖縄県民に飲料水が供給されているという。

桜井先生たちは、この浄水場から供給された水を飲んでいる県民の血中ＰＦＡＳ濃度の測定を沖縄県に求めたが、「目安となる血中ＰＦＡＳ濃度がない現状では調べても取り扱いに困る」といった反応で調査に消極的だった。そこで京都大学の協力のもと、今年6月から7月にかけて、沖縄県内7地区、計３８７人の採血を行い、分析中だ。9月には血液検査の結果が出るという。

桜井先生の受賞講演を聞いた医師からは、こんな感想が寄せられた。

「演題からは、環境問題に関する話かなくらいに思っていましたが、内容は沖縄に対する本国と米国の不条理が如何なるものかということと、それにどのように立ち向かってきたかということで、ただただ圧倒されてしまいました」

桜井先生の「自分の足もとを見つめてください」という言葉は、われわれ医師の胸に強く響いた。

（2022年8月）

「心のうぶ毛」を大切にした中井久夫医師

日本独特の「医局講座制」について書かれた本は少なくない。山崎豊子の小説『白い巨塔』も、大学教授をトップとする、医局講座制のピラミッド構造が大前提になっている。

最近は、医療現場の改革も進み、大学医局の閉鎖性や教授が中心のパターナリズムも薄れたようだが、先人たちの「たたかい」がなければ、日本の医局は今でも因習に縛られていたのかもしれない。「たたかい」の先陣を切った医師の1人に、昨年亡くなられた精神科医の**中井久夫**先生がいる。

批判の中にも人間的な温かみ

中井先生は、楡林達夫というペンネームで1963年に『日本の医者』（三一書房）を著した。2010年に日本評論社から復刻版が出版され、同書の第2部「抵抗的医師とは何か」には、次のくだりがある。

結局、大多数の人間が、何とかなるさと思って入局する。医学界は、学生時代は比較的『たのしさ』を味わわせておいて、入局と同時に、ギルド的な一切を、全幅的におしかぶせてくるので、ひとたまりもなく医学生はその波にのみこまれ、こんど波間に浮かび上がった時は若年寄ふうの医学部特有の人生観になりかわっているのです。『医学生時代はたのしかったな』、入局後5、6年の人間が飲み屋で集まってうさをはらす時、落ちつく先はきまってこうです。

しかし、ほんとうにたのしかったのか？ ハイキング、パーティ、痛飲、――しかし、それらは青春共通のものです。教授の禿頭にキスする無礼講——医学部的馴れなれしさだが、まあいいでしょう。しかし、実習の討論は徹底的で、実験は研究に内在するよろこびときびしさにあふれ、講義は学問への意欲をもりたてるものであったか？」（p.100）

この文章は、1963年ごろに学生自治会などを介して医学生に配られた「パンフレット」にも記されている。のちに、当時のインターン生らによる「医師国家試験ボイコット運動」で勢いを増していく医学部闘争のアジビラなどに比べると、中井先生の文章に、冷静で人間的な温かみを感じるのは私だけだろうか。

中井先生の経歴はユニークだ。1952年に京都大学法学部に入学するが、結核で休学し、55年に医学部に転部。京都大学ウイルス研究所でウイルス学を修め、64年に東京大学伝染病研究所（現・東京大学医科学研究所）に移り、66年に京都大学より医学博士号を取得した。翌67年、東京大学医学部附属病院分院精神科に研究生として入り、以後、統合失調症やPTSDなどの臨床・研究で多大な功績を残した。先生は、ラテン語や現代ギリシャ語、オランダ語にも通じており、詩の翻訳やエッセイなど文筆家としてもすぐれた作品を残している。

『中井久夫の臨床作法』（日本評論社、２０１５）は、中井先生の人となりを知るうえで貴重な本だ。中井先生とかかわった20人余りが寄稿し、先生の論文もいくつか再録されている。この本で、中井先生は、精神科の患者と家族、医師の「呼吸合わせ」の重要さを説いている。

ありうる合意としては、まず三者をまとめて医師が自己紹介を行い（案外過去の主治医の名前を知らない患者とその家族がいるものである。これは一体どういうことだろうか）、そして『本人と家族の呼吸が合わなければ治るものも治らない』という表裏のない事実を述べるべきだろう。

実際この〝呼吸合わせ〟に成功し持続するかどうかで治療の9割は決まるといって差支えないだろう。（p.183）

この「呼吸合わせ」の大切さは他の診療科にも当てはまるだろう。

精神科医の心をも支えた

医療界では、よく知られた話だが、心を病む精神科医は少なくない。長時間の激務や、強いストレス、あるいは患者からの影響でうつ状態になり、自ら命を断つケースもある。『中井久夫の臨床作法』の寄稿者の一人、精神科医の胡桃澤伸氏は、研修医時代を振り返り、当時の指導医から打ち明けられた話を、次のように書いている。

中井先生はうち（神戸大学）の教授を引き受けたとき、在任中は医局からひとりの自殺者も出さんようにと決めてきはった。中井先生にはそういう決意っちゅうか、配慮があんねん。わかるやろー。（p.99）

中井先生は、研修医を気遣ってこまめに手紙を出したり、声をかけたり、自宅に招いて話し込んだりしたという。胡桃澤氏は同書の中で、「私の三冊」の1つとして中井久夫著作集第5巻『病者と社会』（岩崎学術出版、1991）の「精神病水準の患者治療の際にこうむること」を挙げ、こう記す。

統合失調症をはじめ精神病圏の患者の治療をする際に治療者の側が受ける影響とその対策を述べている。これも研修医のうちに一度は読んでおいた方が良い。一見スムーズなまきこまれない治療ではなく、繰り返しまきこまれ繰り返し抜け出しを繰り返しながら前へ進む治療を志していたので、この論文は肌身離せなかった。（p.102）

中井先生は患者が持つ繊細さや敏感さを「心のうぶ毛」と呼び、これを擦り切らせないよう患者と向き合った。患者はもちろんのこと、弱い立場の医学生や精神的な負担が大きい精神科医など、助けを求める人々に中井先生は「希望を処方」していたようだ。

（２０２３年６月）

タイの仏法に学ぶ「同胞の心の支えに」

私も関わった「アイザック」（佐久地域国際連帯市民の会）に関連して、「仏教医学」に携わる須田治氏が、『仏教ＮＯＷ』（１９９８年）に印象深く綴っているので、以下、ここに転載（一部修正）させていただきます。

ブッダム・サラナム・ガッチャーミ、ダンマム・サラナム・ガッチャーミ、サンガム・サラナム・ガッチャーミ……。上座部仏教の作法で、仏法僧に帰依するとの誓い（三宝帰依）を唱える。長野市松代町の宮本ニットさん宅に集まった在日タイ人12人たちを前に、パイサーン・

ヴィサーロー師（41）ら、タイから来日した僧侶3人が読経する。

日本では仏壇に向かって故人や死者へお経をあげるという形式だ。が、パイサーン師に聞けば、読経はすべて生者に向かって行い、それは葬式でも変わりないのだという。

「仏法は死者のためでなく生者のためにある。『今、ここ』が大切なのです」

その日（4月13日）はタイ暦の正月にあたり、聖水供養ソンクラーンという儀式が行われた。額を畳みにこすりつけるように僧侶を拝む。儀式のあとは夜半まで、それぞれの悩みをうち明ける。「店ではタイ人同士のけんか多くて困る」とタイレストランを経営する女性がグチるかたわらで、現場作業員の男性は「オリンピック後はめっきり仕事が減った」と沈む。

パイサーン師は笑みを浮かべながら、一人ひとりの悩みにうなずく。「タイ人にとって心の悩みを打ち明けられるのはお坊さん」と、集まったタイ人たちは口をそろえる。

日本訪問のプロジェクトは、外国人の「医職住」に関する権利を守ることを目的に活動する民間NPO組織「アイザック」（佐久地域国際連帯市民の会）の招きにより、3年前から始まった。

90年代初頭から長野冬季五輪に向けて高速交通網の工事でわき返る景気の良さ。工事現場には外国人労働者、飯場わきのスナックには外国人女性の姿が目立っていた。

五輪を間近に控え、超過滞在で働く労働者を当局は半ば黙認したが、国民皆保険で保護される日本人とは違い、正規に治療を受ければ病気によって半年分の賃金が飛んでいくハンディを彼らは抱えていた（それは今も変わりない）。切迫流産、交通事故、現場での圧死、家庭内でのトラブルなど、その苦悩は医療にとどまらなかった。

93年に結成された小諸佐久ＨＩＶ診療ネットワーク研究会の調べでは、結成時から97年8月まででＨＩＶ患者および感染者数は88人。外国籍は84人で81人がタイ及びその周辺国の人だった。アイザックの事務局長でもある色平《いろひら》医師は「一人を除きすべてが滞在資格と保険証がなく、治療もされていない状態でした」という。

色平医師は96年春、タイ東北部のパースカトー寺を訪れ、僧侶の来日を要請した。医師として医療支援はできるが、精神的な面での支えは彼らが尊敬する僧侶に願うほかなかったからである。在日タイ人の多くも僧侶の訪日を渇望していた。

パイサーン師は「在日タイ人の現況――問題点と解決策」という報告書をまとめた。《日本経済も落ち込み、日本人も性的娯楽に金を消費することを手控えるようになった》という手厳しい記述から始まる。

《暴力団に追われ、ビルから飛び降り脊髄を損傷したタイ人女性は、ＨＩＶ感染が判明したため手術を拒否された。次の病院で手術を受けたが、手遅れで、半身マヒの体になってしまった》《ビザを所持しない外国人労働者であっても労災が適用されることを知らず、雇用者の言いなりになっている》《ギャンブルや過度の飲酒などアパイヤームック（仏教語で「破滅への道」）に陥っているケースも多い》など、調査は生活の全てにわたる。

当初は風俗産業従事者の支援が中心だったが、帰国者が増え、新規入国者が減り、最近では超過滞在者にとって深刻な問題が表面化してきた。姑や夫とのトラブル、タイ語を話せない子供とのコミュニケーションである。長らく心の支えになる宗教から遠ざかっていたからだろう。「お坊さんに会えて、身の毛がよだつほどうれしかった」と語り、うれし涙を流す在日タイ人らもいた。

来日中、山梨県甲府市内の県立中央病院に入院していたタイ人男性（40）を、僧侶らは見舞った。前年8月、くも膜下出血で倒れ、病院に運ばれたが身元が不明だった。甲府では山梨外国人人権ネットワーク「オアシス」（田ヶ谷雅夫代表）が支援活動を展開し、信州側と協力しつつパイサーン師らタイから僧侶を招いてブッダの聖誕祭など仏教儀式を催してきた。

日ごろ身を隠すように暮らす超過滞在の在日タイ人らも大勢集まった。バラバラだったタイ人同士が僧侶を媒介に結びつき、ネットワークができた。タイ人たちは口コミで身元不明の男性の名前や出身地を割り出し、タイの両親に写真を送って確認までしてくれた。カンパを出し合い、渡航費まで工面。僧侶と共に五月初旬、男性は郷里に帰ることができた。

オアシスは、タイ人僧侶との連携で国内でもモデル的な支援活動を展開しつつある。3年前から事務局を置く甲府市内の民家に滞在し、パイサーン師らは毎年定期的に訪れている。報告書の最後で、こう記す。《苦悩を慢性的に抱え、それを薬におぼれてまぎらわせているといった者も少なくない。僧侶こそが、互いにバラバラの状態にあるタイ人たちを心一つにまとめ、お互いに協力し合う関係へと導いていく最適役であると思う》と。

（初出：信濃毎日新聞　1998年6月23日夕刊）

宇沢弘文教授の思い出——若い医療人にお薦めしたい『人間の経済』

その昔、米国シカゴ大学に気骨あふれる日本人教授がいた。**宇沢弘文**教授——。数理経済学を基礎として、地球温暖化をはじめとする社会問題の研究にも取り組み、発言を続けられた経済学者だ。帰国後は東大の経済学部長などを務め、3年前に86歳で他界された。

お人柄が結晶した講演とインタビューをまとめた新書『人間の経済』（新潮社）が今春、発刊された。何度読み返しても素晴らしい内容。教育や医療・福祉を「金もうけのネタ」と考える、そんな昨今の風潮に真っ向から反発されていたのが宇沢先生だった。

水や大気、海、森林、公園、そして報道、何でも金もうけの対象と考えるようだと、さぞや心がゆがむことだろうと言い切り、大切なのは理屈よりも人間が優先されていることだと断じた。日本経済新聞に連載された「私の履歴書」では、「私は経済学者として半世紀を生きてきた。そして、本来は人間の幸せに貢献するはずの経済学が、実はマイナスの役割しか果たしてこなかったのではないかと思うに至り、がく然とした。経済学は、人間を考えるところから始めなければいけない。そう確信するようになった」（２００２年3月1日）と述べている。

「人間の幸せへの貢献」について、様々な場で説き続けた。本書には当時のローマ法王ヨハネ・パウロ二世との会話が紹介されている。「今、世界は人々の心が荒れ、心が殺伐としている。あなたは人間の魂、心を守るという聖なる職業をされているのに黙っている。あなたはもっとはっきり主張しないといけない」と伝えたところ、法王は「この部屋で私に説教したのは、あなたがはじめてだ」とニコニコしながら答えたという。

人間が人間らしく生きられる、豊かな社会を実現するためには、自然環境、社会的インフラストラクチャー、制度資本（教育・医療など）という「社会的共通資本」の整備が欠かせないというのが宇沢先生の主張。「実は、社会的共通資本という考え方は、もともと市場原理主義への批判、あるいはオルタナティブ（代案）というのが出発点だった」とし、「社会的共通資本としての核心部分である医療に対しては、市場メカニズムを使うのではなく、もっと人間的な立場からその営みを守るために協力していかなくてはなりません」と力説する。

宇沢先生と親交があった人たちは皆、お人柄に魅了された。「ビールは良いなあ」「飲んでも飲んでも、酔っ払ったりしないからネ！」などと、昼間からジョッキ片手に談論風発《かんぱつ》。ユーモアたっぷりの語り口に、あっという間に時間が過ぎる。「裏話のウザワ」と自称するだけあって話は面白く、いつも人気者。

「今だけ、カネだけ、自分だけ」といった男たちの俗物ぶりを語る「筋の通った悪口雑言」にも脱帽する。

市場原理至上主義の諸矛盾が世界全体で噴き出す今、宇沢先生がおいでになったら、どんなに明快な論陣を張られただろうかと想像する。

社会的弱者のために発言、行動し、結局のところ個々人が主体的に動かなければ社会は健全にはならないのだ、と呟いた長身白髭の老教授。その人類社会の未来に向けられたメッセージについて、教え子である経済学者ジョセフ・スティグリッツは、「ヒロ（宇沢先生）の話は30年後ぐらいに分かる」と語っている。

1974年に著した『自動車の社会的費用』（岩波新書）はベストセラーとなり、最近、中国語と韓国語に翻訳されたという。これから長く読み継がれるであろう『人間の経済』を、晩秋の一冊として、特に若い医療人にお薦めしたい。

（「日経メディカル」2017年10月）

後輩の中高校生のみなさんに伝えたい

今年のお正月、懇意にしている大正生まれの女性Cさんと久しぶりに会った。Cさんはお正月と誕生日が重なっていて、新年で104歳になった。いまから20年ほど前、私が南佐久郡南相木村《みなみあいき》の診療所長をしていたころから、Cさんにはたいへんお世話になってきた。

そのころ私は、毎年、医学生や看護学生を地域医療実習に受け入れ、村人たちに引きあわせていた。Cさんは、受け皿になってくれた方のおひとりで、機織りやブルーベリー栽培を学生たちに紹介しながら、ご自身の戦争体験についても語ってくれた。そんな貴重な村の「語り部」の一人だ。

私は村の診療所長を12年間務め、約２０００人の医学生・看護学生を受け入れた。

なぜ、医学生たちを迎え入れたのかというと「ヒトの心と生活」について知ってほしかったからだ。医学生は、ヒトとヒトの関係性や対応から成り立っている「医療」について、「医学」という入口から入り、物事をどんどん捨象して覚えこむ。莫大な知識を頭につめこむには、そうしなくてはまにあわないからだ。

極論すれば、医学生は、ヒトはタンパク質の塊だ、という側面から知識の体系をとりこむ。しかし、医学教育に於いて、本質的でない、と切りすてたところに実は大切なものがある。

人の心や、人びととの暮らしむきというものは、その最たるもので、情報ではなく、体感しなくては伝わらないのだ。知識でアタマがコンクリートづめになっている医学生に、いかに自身が物事を知らないか、いかに世間を知らないか、そこを伝えねばならなかった。

そのために、村人の力を借りた。たとえば、90歳になった高齢の男性が「そろそろ死ぬ準備をしなくてはいけない」などというと、医学生の顔つきが変わった。

村には都会とは違う死生観が根づいている。このことを、いまだに姥捨て山にでもいくのか、と思ったら大間違いだ。死ぬ準備というのは、愛着のあるわが家で人生をまっとうしたい、という願いの間接表現だ。たとえガンのステージが進んでいても、痛みをとって、苦しませず、臨終のときまで世話をしてほしいと男性は願っている。

では、実際に住み慣れた家で看取れるのかとなると、家族のサポートだけでなく、往診する医師、訪問看護、訪問介護に通うヘルパーなどのマンパワーが必須なのだが、はたして現状の体制で大丈夫なのだろうか、という議論になる。在宅で看取った経験のない医学部の先生方には、この現場感覚は伝えられないことだろう。

看護学生に、かつて無医村だった村に来て半世紀活躍しているベテランの保健師さんに会ってもらった。

保険師さんは「村でよくわからないことがあっても、村人から学ぶ気もちがあれば、みんなが助けてくれる」と若いころの失敗談や、苦労話を語ってくれた。すると看護科の学生たちは、日ごろ、キャンパスで講義を受けている先生たちとのまなざしのちがいに驚く。

学校の先生は「指導しなくてはならない」と言うが、保健師さんは「村人に聴け」と言う。学生たちは混乱し、ショックを受けた。学生たちに、村でのショックは大切にしてほしいと伝えてきた。そのほうが、病院に勤務しても、あるいはクリニックで働いても、得だからだ。

じつは、都市で暮らす高齢者のなかにも、ムラ的な心象風景は息づいていて、そこを尊重すれば、患者さんのニーズがつかみとれる。医療とは、人びとの健康へのニーズに応えることだ、という原点にたどりつける。

だから、このような「ぶつかりの体験」を大切にしてほしいと述べた。

こうした村での活動は、私自身の医師としての基盤にもなっている。

以下在校生に向け、某裁判官による「贈る言葉」を記す。

これからの人生において、皆さんにはときに不当な扱いを受けてほしいと思います。

そうすれば正当性の価値を知るでしょう。

裏切りにも遭ってほしいと思います。

そうすれば誠実であることの大切さがわかるでしょう。

残念ながら、孤独も味わってほしいです。

そうすれば友人という存在を当然のものと思わなくなるでしょう。

不運にも見舞われてください。

そうすれば人生のチャンスがめぐってくることの意味がわかり、
自分の成功も他者の失敗も当然のものではないと理解できるでしょう。

そしてときどき、ほんの稀だとよいのですが、あなたが敗者になるとき、
敵はその失敗を大いに喜ぶでしょう。

そのときにこそ、スポーツマンシップの大切さを学んでほしいのです。

人から無視される経験もしてください。

そうすれば他者に耳を傾ける大切さがわかるでしょう。

たくさんの痛みを味わって、思いやりの大切さを学んでもらいたいです。

以上のことは、私が望むかどうかにかかわらず、皆さんのこれからの人生で必ず起きます。

その経験を生かしていけるかどうかは、皆さんが逆境からメッセージを読み取る力があるどうかにかかっています。


（2024年6月　色平哲郎）

《コラム》

教えをいただいた先輩、友人の方々

「出会った先人たち」の章では取り上げられなかった先輩、友人も少なくない。何人か、お名前だけでもご紹介し、感謝申し上げたい（順不同）。

邉見《へんみ》公雄

赤穂市民病院院長を経て、現在は全国自治体病院協議会名誉会長として日本中の公立病院を管轄、赤穂観光大使でもある。京都大学医学部の先輩でもあって、親しくおつきあいしていただいている。

藤原辰史

農業史研究者、京都大学人文科学研究所准教授。農業史や食と農の思想に造詣が深く、佐久総合病院の活動にも関心を持ち、懇談もさせていただいた。

山田厚史

ジャーナリストで、元朝日新聞社編集委員、デモクラシータイムス代表も務める。長い友人であり、千葉県のご自宅を頻回にお訪ねしている。

中村安秀

途上国の保健医療活動に積極的に取り組む。ＮＰＯ法人ＨＡＮＤＳ代表理事、大阪大学名誉教授、日本ＷＨＯ協会理事長。親しい医師のお一人である。

板垣雄三

中東学研究者、東京大学名誉教授、東京経済大学名誉教授で、文化功労者でもある。長野県在住で、家族ぐるみでお世話になっている。

伊波敏男

ハンセン病回復者、作家、元長野大学客員教授、信州沖縄塾塾長。「伊波基金」日本委員会を創設し、２０２４年、佐久総合病院で若月賞を受賞された。

荒川朋子

ミシガン州立大学大学院社会学部修士課程を修了し、学校法人アジア学院職員を経て、現在同校校長。栃木県在住で、日頃親しくさせていただいている。

第3章

医療から時事問題を診る

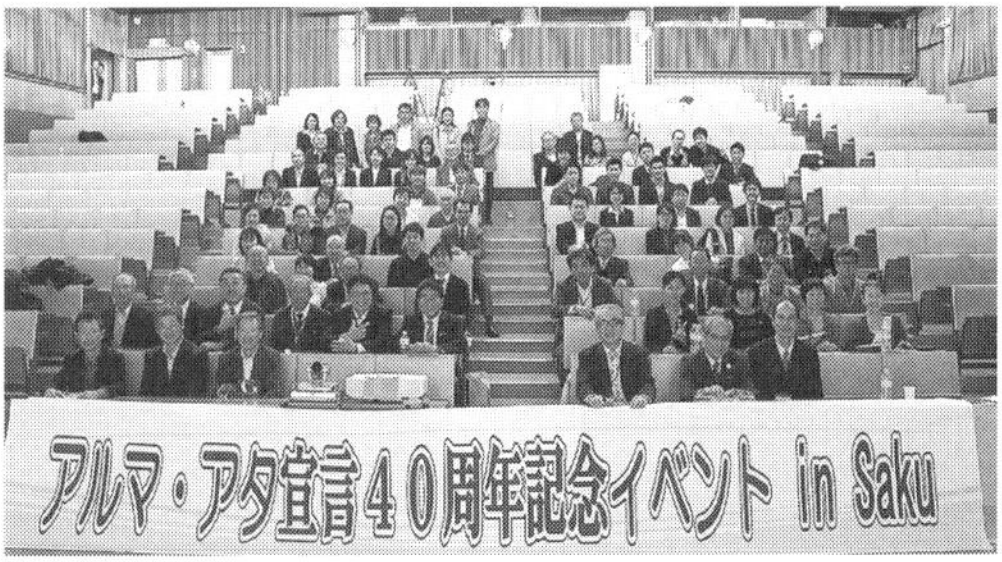

佐久総合病院では、時の社会問題を取り上げて講演などの企画を行ってきた。写真は、「すべての人に健康を」というスローガンのアルマ・アタ宣言 40 周年記念イベント。若月医師の口癖は「学問を討論の中から」というものだった。

病院など非営利組織こそ地域経済再生の核心

最近、私が暮らす長野県の佐久地域で「地方再生」の針路を探る重要な調査研究が始まった。佐久地域の地方自治体を介し、神奈川県立保健福祉大学イノベーション政策研究センター（現・早稲田大学人間科学学術院）の兪炳匡《ゆうへいきょう》教授の研究室が、公立病院をフィールドに、雇用や賃金、税収の実態を調査し、地方の**非営利部門**がいかに地域経済を支え、成長の原動力となっているか、今後どのような施策が求められるかを確かめようとする研究だ。

日本経済が低迷期に入って久しい。賃金水準は、ここ20年、ほとんど上がっておらず、平均賃金を比べると米国はもとより、お隣の韓国にも抜かれた。バブル崩壊後、政治が企業の人件費削減を後押しし、低賃金の非正規労働者を増やし続けたことが直接的原因だ。「同一労働同一賃金」は名ばかりで、正規労働者の賃金も上がっていない。

兪氏は、そうした日本の長期停滞の構造的要因を自著『日本再生のための「プランB」』（集英社、２０２１）で解き明かし、１％の富裕層のための「プランＡ（情報・通信、バイオ、金融といったグローバル企業の成功例の模倣など)」だけでなく、99%の大多数者のための「プランB」が必要だと説いた。プランBは、東京一極集中の加速ではなく、地方への人、モノ、カネの移動を含んでいる。その一端は、「予防医療による雇用創出目指す注目のプラン」でも紹介した。

「三重苦」からの脱却のために

兪氏は『日本再生のための「プランB」』で、地方経済が抱える三重苦を、(1) 地元のいわゆる「99%」の労働者の「賃金が上がらない」、(2) 地元の実体経済・潜在的成長産業に「おカネが回らない(循環しない)」、(3) 地元の実体経済から「富と人材が漏れる(流出する)」――と解説。この三重苦構造が、日本社会の分断と二極化を進め、富める一極には「(大規模営利企業が集中する) 東京」と「(東京と直通のパイプを持つ) 一握りの地方在住者」しかいないと説いた (p.124)。なお、「上がらない、回らない、漏れる」という表現は、ジャーナリストの船橋洋一氏が、「文藝春秋」2013年6月号での作家・半藤一利氏との対談「原発事故と太平洋戦争　日本型リーダーはなぜ敗れるのか」で用いたものだという。

そして三重苦を解消するための対策をこう強調している。

「この『上がらない、回らない、漏れる経済構造』に対する最も重要な対策は、非営利部門の拡大です。少なくともプランBに関連する医療、教育、芸術・文化、政府機関（自治体）への営利企業の参入を最小化することが必要です」（p.125）
「もちろん、営利部門の役割をゼロにすることは現実的でありません。（中略）地元に本社・株主が立地・在住している企業を優先して地方自治体政府が事業を委託するのも一案です。委託先の選択は、入札価格の低さだけでなく、地域外への富の流出量の低さも考慮すべきです。もちろん汚職の温床にならないように、自治体による選定過程を、関連データの公開も含めて透明化すべきです」（P.128）

実際に地方で暮らしている肌感覚で、役所や出先機関、病院、高齢者施設、教育機関、諸団体など非営利部門が地方経済の担い手だということはよくわかる。多くの病院は、支出の過半を人件費が占めている。当然ながら病院が開設された地域は、賃金を得る職員、とくに割合の多い看護師が地元の商業施設などを利用して経済が潤う。病院が地域の雇用と経済を支えているのは自明の理。厚生労働省は、多数の公的・公立病院を、個々の経営上の赤字を基準に縮小・閉鎖しようとしているが、地域に与える負の影響は計り知れない。

今後、兪氏らは、佐久地域での実態調査を踏まえ、非営利部門が地方財政にどのように貢献しているか、地域経済にどんな影響を与えているか、明らかにしていくという。肌感覚で感じていたことが医療経済学的に明瞭になれば、世間の病院を見る目が変わり、政治の流れも変わってくるかもしれない。研究成果の発表が待ち遠しい。

（2022年7月）

「社会を癒す」政策の貴重なモデル

激動の2022年が幕を閉じ、新たな年が始まろうとしている。ロシアのウクライナ侵攻、安倍元首相銃撃事件、急激な円安に物価高と22年は激しく揺れた。医療界では、やはりコロナ禍だ。春先の第6波で感染力の強いオミクロン株がまん延し、やや弱毒化したとはいえ、2月22日には1日の死亡者数が277人を記録した（厚生労働省サイトによる）。

いったん感染は収まったかに見えたが、夏の第7波で急拡大。9月2日には死亡者数が347人まで増えた。

そして第8波が拡大している現在、報道によると12月27日の死者数は438人となり過去最多を更新した。医療現場のひっ迫は避けようがない雲行きだ。

この危機的状況に対し、政府有識者会議・新型コロナウイルス感染症対策分科会の尾身茂会長は、「今は基本的には社会を少しずつ回そうということですよね。感染抑制だけを目的にするという時代も過ぎましたよね。(今までの知見を)十分活用して自主的に努力してください」(12月9日)とコメントした旨、報じられている。経済活動の維持を含めて社会全体でコロナ禍にどう対処するか。「**社会を癒す**」という大きな観点での対策が急務だ。

子どもを核としたまちづくり

この「社会を癒す」視点で国内の取り組みを眺めると、目を引く自治体がある。人口約30万人の兵庫県明石市だ。同市の泉房穂市長は、10月に市会議員に対して「問責決議案なんて出しやがって。選挙で落としてやる」と発言し、その責任を取り、23年4月の任期満了をもって、今後は選挙に立たないと表明した。

首長の暴言は許されない。しかし、泉市長の市政における実績は群を抜いている。まず、「子どもを応援しない国に未来はない」という信念のもと、独自の「5つの無料化(医療費を高校3年生まで全員、保育料は第2子以降の全員、オムツは満1歳まで宅配、中学生の給食費、公共施設の利用料）」を実践。子育て世代が明石に移り住み、同市は10年連続人口増、市税は8年連続アップ、2010年に1・48だった合計特殊出生率が2020年は1・62に上昇、来街者は7割増（2015から2018年）と、経済の好循環が生じている。子ども医療費の無料化は、明石市から近隣の自治体に広がった。

泉市長はコロナ対策も迅速だった。第1波が広がり始めた2020年4月、市長は、商店街や市内各所を歩き回って市民の苦しみを聞き取り、多くの権限を持つ国よりも早く、生活支援策を打ち出した。

個人商店には上限100万円の家賃の緊急支援、ひとり親家庭には児童扶養手当に合わせて5万円×2回を支給、高校進学奨学金は給付型として66万円、赤ちゃん応援で10万円の給付、こども食堂からのテイクアウト・デリバリーの支援、学費が払えない学生には上限100万円の緊急支援と、4月以降矢継ぎ早に手を打っている。

こうした緊急支援が可能なのは、市の財政が安定しているからだ。土木関連の公共事業費を大幅に削り、市民生活を中心とした部門に付け替えた。市の貯金ともいえる基金（財政、減債、特別会計等財政健全化基金）残高は、２０１２年度の70億円から21年度には１２１億円に増えている。

「権限はなくても責任を果たす」と泉市長は標榜し、医療体制も強化した。病床は市民病院をフル稼働させ、民間病院の協力を得て６倍に増やす。市の担当職員も5倍程度に増やしている。泉市長が築いた「明石モデル」は、ほかの自治体でも真似できるだろう。日本が少子高齢化と経済の長期停滞の長いトンネルから抜け出すためのモデルではなかろうか。子どもを核としたまちづくりに日本の未来が託されている。

（２０２２年12月）

求められる「地球のお医者さん」――プラネタリーヘルス

近年、腸内細菌と健康の関係が、学問的にもめまぐるしい速さで見直されつつある。ヒトの腸管内にはおよそ１０００種、１００兆の細菌が生息しているといわれる。この細菌叢《そう》の豊かさは、生命体であるヒトの健康を左右するばかりでなく、俯瞰《ふかん》してみると、土壌の形成、家畜の腸内細菌叢、植物根の根毛周囲の栄養状態、ひいては地球環境の健全さに大きな影響を及ぼすのだ。

土のでき方をおさらいしておくと、岩石が陽光や風、水などの力で風化し、細かい粒子に変化する。砂状の岩石粒子の上にバクテリアやコケ類などがすみつき、動物の糞や死んだ生物の分解物によって、空隙に有機物と腐植がたまる。そして、水や空気などの働きもあって、鉱物質と有機物の複雑な混合物ができあがる。ごく簡略化して言うと、こうして形成されるのが土壌、いわゆる土である。

つまり、地球のあらゆる環境に高密度で複雑な微生物群が存在し、微生物生態系を形作っている。地球環境の危機とは、微生物生態系の危機でもあって、土壌学や生物学、その一分野である医学をトータルに組み立て直し、対応しなくてはいけない時代に至ったことを意味する。

読者の皆さんは、米国の作家、ジョン・スタインベックの『怒りの葡萄』という作品を読んだことがおありだろうか。１９３０年代に発生した干ばつと「砂嵐（ダストボウル）」を背景に、農業の機械化を推し進める資本家と、土地を追われてカリフォルニアに移っていく貧しい農民との葛藤をモチーフにした小説だ。

砂嵐は、環境を無視した耕地化（過耕作）が原因であり、実は人災に近い。北米の大草原に入植した白人農民は、作物を植えるために、表土を押さえていた草をすき込みによって剥ぎ取り、地表を露出させてしまった。それが直射日光にさらされ、乾燥して土埃になり、強風で運ばれてニューヨークやワシントンDCにも雪のように積もったという。現代の「黄砂」も過放牧、過伐採や農地転換による土地の劣化がもたらしていると指摘されており、共通の病根がここにある。

地球という高度な微生物生態系の健全さ、さらには、われわれヒトの「内なる外」である腸管内の健康を保つには、土の劣化を抑え、豊かな農地を回復することが求められる。そのためには、それぞれの農地の地力を「診断」しなくてはならない。「農民とともに」を標榜してきた佐久総合病院の医師としては、土の健康も気になって仕方ない。

ミクロからマクロの視点へ

そこでご紹介したいのが、「**土壌微生物多様性・活性値**」という解析手法だ。従来の、土壌から微生物を「分離」し「培養」して土壌微生物の多様性を測定するという、高コストで実用化が難しい方法ではなく、土壌微生物をマス（集団）としてとらえ、その生理活性と代謝とを直接的に把握し、数値化する方法である。土壌分析事業を手掛けるＤＧＣテクノロジーが提供している。

やや専門的になるが、この技術を提唱した農学者の横山和成氏の記述を引用しておこう。

土壌微生物のマスとしての有機物分解機能解析のための分解基質として、高分子、糖、糖誘導体、メチルエステル、カルボン酸、アミド、アミノ酸、ペプチド、核酸、アミン、アルコール、リン酸化糖類などに分類される95種類の異なる有機物を用い、それぞれの有機物分解反応の進行過程の時系列分解結果から、土壌中に存在する微生物の多様性と有機物分解活性情報を同時取得するシステムを確立した。（横山和成「土壌微生物多様性・活性値診断と改善」農業技術大系土壌施肥編追録第31号、２０２０年）

ミクロからマクロの視点へと転換し、土壌をマスとして捉えた点で、この技術は画期的といえる。

こうした微生物生態系の研究の積み重ねは、今後、「**プラネタリーヘルス**」の考え方ともリンクしてくることだろう。プラネタリーヘルスは、ハーバード大学のサミュエル・マイヤーズ氏と、ワシントン大学名誉教授のハワード・フラムキン氏が提唱した概念だ（長崎大学監訳、河野茂総監修『プラネタリーヘルス』―私たちと地球の未来のために―［丸善出版、２０２２］、原著２０２０年）。学問の領域を超えて、地球の環境と健康を守るため、「これまでの生活様式を維持することではなく、自然界との新たな関係への『大転換』」を促している。

プラネタリーヘルスの日本語定訳はまだない。医療のフロンティアといえるだろう。

（２０２２年９月）

若月院長からの「招待状」

様々な資格で日本に入国して働く外国人労働者の数は１８２万人を超えた（２０２２年10月末現在）。人口減少の日本社会にあって、外国人労働者は欠かせない存在だが、「不法滞在」の烙印《らくいん》を押された途端、医療へのアクセスは著しく悪化し、人道的危機を招いている。

例えば、2021年に名古屋出入国在留管理局で起きたスリランカ人女性、ウィシュマ・サンダマリさんの死亡事件は記憶に新しい。日本語学校に通っていたウィシュマさんは、母国からの仕送りが止まって学費の支払いが滞り、除籍処分。不法滞在状態となった。同居していたスリランカ人男性の暴力に耐えかねて交番に駆け込むと、名古屋出入国在留管理局に送られた。

21年1月ごろから体調が悪化し、嘔吐をくり返して体重が急速に減った。医療機関で診療を受けたくて仮放免の申請を出すも、初回は不許可。2度目は可否の判断すら行われなかったという。同年2月に外部病院を受診したが、入院などの措置は取られなかった。3月6日に病院に搬送され、死亡が確認。33歳の若さだった。死因は特定されていない。

ウィシュマさんの事件発覚後、世論の反発を受けた政府は、入管当局の権限を強化する出入国管理及び難民認定法改正法案の国会への提出を見送った。

佐久総合病院内に開設された「外国人医療相談室」

ウィシュマさんの事件に接し、私が反射的に思い出したのは、30年余り前、1991年に発生したフィルピン人女性、マリクリス・シオソンさんの悲劇だった。ダンサーとして来日したシオソンさんは、雇用主にパスポートを没収され、性的サービスを強要される。体調を壊して福島県南部の病院に入院したが、その1週間後に死亡が確認された。死因は、多臓器不全と劇症肝炎と家族に報告された。

だが、遺体が母国に送られ、マニラで検死が行われると、拷問らしき痕や刺し傷が見つかり、シオソンさんの死には日本のヤクザが絡んでいたのではないか、と大問題となった。フィリピンやタイは、いわゆる「ジャパゆきさん」と呼ばれた日本への出稼ぎ女性たちの実態調査に乗り出す。

当時、佐久総合病院の研修医だった私は、この調査に積極的にかかわった。院長の故・若月俊一先生（のち名誉総長）に、フィリピンの女性ソーシャルワーカーの来日ビザ申請に必要な招待状へ署名していただいた。タイの女性ソーシャルワーカーを含む3人の調査チームの渡航費と滞在費を私が支弁した。彼女たちは長野県各地で働く同胞に母国語で電話をかけ、実態を聞き取り、その報告会を長野県上田市のカトリック教会で開き記者会見を実施、その後、福島県の現場に向かった。

そして苛酷な医療環境、生活環境が明らかになるとともに、佐久総合病院内に「外国人医療相談室」(責任者:佐藤博司診療部長・当時)が立ち上がったのである。若月先生は自著『ボランティアのこころ』(労働旬報社、1993)に同相談室についてこう記す。やや長くなるが、引用しておきたい。

> 相談料は100円。出稼ぎの日系人やタイ、フィリピンなど東南アジアからの外国人労働者が多く、安い賃金で、しかも不潔な生活をしているから、病気も多い。ところが、言葉がうまく通じないから相談相手もなく、つい病気をこじらせてしまう。悲惨なケースも少なくない。そこで、その『相談室』で、医者に行かなくても済むような場合は、アドバイス。
>
> 医者に診てもらわなければならない場合は、その医療費。さらに日本の医療機関の利用の方法などをいろいろ教えてあげる。そのために医師、看護婦、ケースワーカーなどが一

緒になって、その相談にのるのであるが、問題は外国語がよくわからない。

ところが、病院の研修医色平君が、そのボランティアを連れてきた。スペイン語、ポルトガル語は、柴平さん。上田市の小学校の先生である。タイ語は軽井沢病院の放射線技師、横田さん。英語は、日本人を妻とする臼田町の英人クラークさん。月1回を2時間、いずれもボランティアとして参加してくれるのである。私はこの人たちと面接して、いろいろお話を聞き、深く感動した。この山の中にも、外国人労働者の健康な生活のために働こうとするこういうヒューマンなインテリがいるのである。

（2023年1月）

あれから30年余。今や外国人労働者なくして日本社会は立ち行かなくなったが、彼らを取り巻く状況は好転したといえるのだろうか。政府は、今国会に入管当局の権限を強める入管法を再提出するという。

（＊若月先生の著書引用カ所の「軽井沢病院」は、当時の西軽井沢病院のことです・著者）

外国人労働者の受診から見えてくるもの

「円安・物価高・コロナ禍」の「三重苦」が、信州の山あいの町や村にもダメージを与えている。三重苦は各界、各層に影響を及ぼすが、佐久地方で深刻な状況に置かれているのが、フィリピンやベトナム、インドネシアなどから農家に働きにきている外国人労働者＝「技能実習生」たちだ。

いつの時代もそうだが、ただでさえ厳しい環境に置かれている外国人労働者は、生活に困窮し、健康を害すると医療機関を受診する。外国人労働者にとって医療機関は最後の頼みの綱である。

私が奥山の診療所長を務めていた二十数年前は、東南アジアから「興行ビザ」で来日する女性たちが多く、ＨＩＶ感染や結核などを悪化させるケースが目立った。

母国の支援団体と連絡を取り、余命いくばくもない女性に車椅子で航空便に搭乗してもらい、「最期のとき」を親族とともに迎えるよう手配したこともあった。

時代は変わり、今は高原野菜農家の働き手の外国人労働者が増えた。ケガやかぜを悪化させての肺炎、あるいは慢性疾患などでの受診者が増加している。彼ら・彼女らは過重労働が常態化しており、いつ体を壊しても不思議ではない。

その原因は、来日した時点での「借金漬け」だ。つくづく病気は社会を映す鏡だと思う。

佐久地方で、川上村と並んで技能実習生を数多く受け入れている南牧村の元村長・菊池幸彦氏は、受け入れ側の農家の費用負担の問題にも触れつつ、ベトナムからの技能実習生の実情について、次のように述べている。

多くの実習生は貧困な農家の20代から30代の若者。「日本へ行けば稼げる、家族を楽にしてやれる」と夢を抱いて借金をしてまで日本に来る。400を超えるという送り出し機関が前年に公募する。内定された実習生は本国で3カ月間、日本語を中心に講習を受ける。全寮制で集団学習。この費用30万円から40万円、送り出し機関に手数料として70万円。使途は不明。日本との契約を成立させるための受け入れ機関への接待・謝礼の原資か。その他合計で100万円を超すこの負担の大半は、親戚や銀行から借金する。牛を売って工面したという事例も聞く。月給2万円から3万円のベトナムの実習生にとって日本円で100万円は途方もない借財だ。（「季刊佐久病院」2022年7月号）

2012年には川上村で「中国人農業技能実習生に関する人権救済申し立て事件」が発生し、真夜中の2時から夕方5時まで働く、過労死ラインを超える長時間労働の実態が明らかになった。

住まいは空き家や、プレハブの狭くて不衛生な宿舎、労働関連法規の適用もない状態で働かされていたことが日本弁護士連合会の調査で判明している。その後、川上村の技能実習生の待遇は大きく改善されたが、高原野菜の栽培や収穫の労働が楽になったわけではない。借金を返すという過重労働の要因は残り続けている。

全国の技能実習生たちに追い打ちをかけているのが、コロナ禍、さらには急激な円安だ。日本円の価値が急落して本国に送金しても借金が返せない。本国に帰って働き口を見つけたい、どうしたらよいのだろう……と思いながら悶々と過ごしているうちに、メンタルの健康も損なわれていく。こうして医療機関にやってくるのだ。

実際に定住外国人の患者さんに接して強く感じるのは、医療通訳の必要性である。最近、増えたベトナム、ミャンマー、ネパールなどの言語を話せる人材は限られている。国は「外国人材の受け入れ、共生のための総合的対応策」として、「電話通訳及び多言語翻訳システムの利用促進、外国人患者受け入れに関するマニュアルの整備」を掲げる。医療通訳のカリキュラムづくりも進んでいるようだが、全国的な展開は遅いと感じる。

20年ほど前の「多文化共生」がキーワードだったころは、総務省の旗振りで地方の自治体にも医療通訳が派遣されていたように記憶するが、最近はどうなっているのだろうか。

医療通訳が求められるのは、何も外国人の患者さんのためばかりではない。医療機関側にとっても、医療過誤を防いだり、医療費の支払いを円滑にするうえでも必要だ。

日本が国際社会で一定のポジションを確保するには、医療通訳体制の充実こそ欠かせない。


（２０２２年10月）

医師の残業規制を前に始動した佐久での「病院間連携」

医師の働き方改革の柱といえる、時間外労働の上限規制の導入が目前に迫ってきた。が、一般市民に、この問題の切実さはいまだ伝わっていない気がする。医師の勤務時間が法律で制限され、もし救急医療が立ち行かなくなったら……と考えるだけで空恐ろしい。医療現場は混乱に陥るのではないか。

医師の働き方改革で、何がどう変わるのか。

基本的な情報を押さえ、私が暮らす信州・佐久地方での8病院による連携強化の動きをご紹介しよう。


2024年4月、国は罰則付きで、医師の時間外労働（残業）の上限規制を適用する。各医療機関は、通常の時間外労働を月45時間以下・年360時間以下としつつ、「臨時的な必要がある場合」は原則として時間外労働を年960時間以下に抑える必要がある（都道府県の指定を受けた一部病院は年1860時間以下に緩和される）。

年960時間とは、「過労死ライン」の月80時間に相当する。


この労働時間については、常勤・非常勤の区別なく、一人ひとりの医師の「総勤務時間」が上限を超えない、そんなトータルな時間管理を必須としている。働き方改革が、医師の生命・健康を守って、地域医療を維持し、医療の質向上も図るという目的を掲げている以上、当然といえば当然だ。

が、現実には多くの医師が大学医局からの派遣や副業（アルバイト診療）などで、常勤以外の医療機関で非常勤の職に就いている。非常勤医師たちが引き揚げたら、たちまち診療体制が崩れる医療機関は少なくないだろう。また、医師自身が非常勤での収入で生活を支えている場合もある。

そこで、注目されているのが、医療機関の「宿日直許可」の取得だ。労働基準監督署から宿日直許可を得ている医療機関であれば、原則的に夜間・休日の勤務が労働時間に算入されないので、大学からの派遣医師の引き揚げや、非常勤医師の自主的な退職といった最悪の事態は避けられる可能性がある。

ただし、宿日直許可を受けるための基本的な条件として、「通常ほとんど業務が発生せず、夜間に十分な睡眠を取り得る」こと、さらに「1人当たりの宿日直を、宿直は週1回、日直は月1回以内に収める」ことなどが示されており、医師不足などから条件を満たすのに苦労しているケースも少なくないようだ。

この辺の状況については、「日経メディカル Online」の記事でも取り上げられている「宿日直許可の取得に動く病院、現場はどう変わる?」

佐久地域の8病院が夜間・休日診療で連携強化へ

こうした状況下で、佐久地域の公立・公的8病院（佐久総合病院3拠点、佐久市立国保浅間総合病院、川西赤十字病院、浅間南麓こもろ医療センター、軽井沢町国保軽井沢病院、佐久穂町立千曲病院）が対応の検討を始めた。

具体的に言うと、各病院が宿日直許可を労働基準監督署から取得し、時間外労働時間を減らした上で、夜間・休日の診療に関しては「連携して、互いをカバーし合う」というものだ。

11月22日には、佐久地域11市町村長と医療機関との非公開の会合が開かれ、各病院の「輪番制」による夜間・休日の救急患者の受け入れなど、検討状況が報告された。現在も、輪番制で夜間・休日の救急患者受け入れが行われているのだが、形骸化しており、当番以外の病院も救急の対応をしている。結果的に、安易に病院にかかる「コンビニ受診」が多くなってしまうようだと、医師の労働時間の長期化を招く。

面積が東京23区の2倍半ある広大な地域ということもあって、おおむね3グループに分けて輪番制を敷くことも検討されているという（信濃毎日新聞２０２２年11月23日朝刊）。

このような仕組みを作れば、グループ内の個々の病院が輪番救急を担う日は宿日直ではなく通常勤務とし、輪番日以外の日について宿日直許可を得るなど、メリハリのついた労働時間の運用が可能になる。

輪番日以外の日は時間外の受診患者が少なくなるので、宿日直許可を得やすくなる。ワーク・ライフ・バランス（仕事と生活の調和）が重要視される現在、働き方改革は待ったなし。特に、女性医師が増える中、各医師のライフステージに応じた柔軟な働き方ができるようにすることは人財確保の面からも重要だ。

とはいえ、地域の医療体制が崩れては元も子もない。医師の時間外労働が制限されることで、住民にはどのような影響が表れ、一般の診療所や中小病院と地域中核病院はどのように協力し合うのか。また、輪番担当病院への受診アクセスに関し住民から不安の声が上がった場合、行政などがどう対応するのか……。

まだまだ今後、詰めていかねばならない点が多いことだろう。

（2022年11月）

下水サーベイランスと臨床PCR併用への期待

日本では、2023年5月に新型コロナウイルス感染症（COVID-19）が5類感染症に移行し、コロナに対する「終わった感」が社会全体に漂っている。果たして、実際はどうなのだろうか。

感染症対策の基盤データともいえる「感染症発生動向調査」は、COVID-19の5類移行に伴って、全ての医師が全ての患者の発生について届け出を行う「全数把握」から、指定された全国約5000の医療機関が週1回、新規感染者を報告する「定点把握」に変更された。

定点把握により報告された、1医療機関当たりの感染者数の全国平均値は、2023年第28週（7月10日から16日）までの1週間で11・04人。その前の第27週（7月3日から9日）の平均値9・14人よりも増えていた。

感染の拡大が注目されていた沖縄県における1医療機関当たりの感染者数の平均値は、ピーク時の第26週（6月26日から7月2日）で48・39人まで増加した。現在、沖縄での感染者数は減少傾向にあり、第29週（7月17日から23日）で22・43人になっているが、全国的に見ると感染者数が増加している都道府県もあり、油断ができない状況が続いている。

定点把握は、あくまでもCOVID-19と診断された患者の数である。病院に行かずに診断されていない感染者は把握できないし、地域ごとの医療提供体制によっても数値は変わってくるだろう。もっと端的に、それぞれの地域や施設内で、新型コロナウイルスの広がり具合がどの程度かを、定量的に計測する方法はないのだろうか？

注目される神奈川県などの取り組み

そこで、今、注目されているのが、神奈川県などが実施している「**下水サーベイランス**」（下水中に存在するヒト由来のウイルスを検査・監視すること）だ。内閣官房のホームページにも「地域の新型コロナウイルス感染症のまん延状況の把握や、特定の施設における感染有無の探知等を行い、効果的・効率的な対策につなげられる可能性」があると紹介されている。

早稲田大学人間科学学術院と神奈川県立保健福祉大学大学院を併任する兪炳匡教授は、神奈川県の相模川左岸・右岸の下水流域内などでサーベイランスを実施してきた。この調査では、下水サンプルにＰＣＲ検査を適用して、感染者の糞便、唾液中から排出されるウイルスの量と濃度を測り、次世代シークエンサーによるゲノム解析によって人口当たりの複数の変異株の割合を定量化している。相模川左岸・右岸のデータから、下水中のウイルス濃度と感染者数には高い相関が見られており、変異ウイルスの存在割合については、２０２３年６月６日時点でほとんどが「オミクロンXBB.1」に置き換わっていた。

２０２３年7月27日、兪教授らの研究グループは、「下水で感染症ウイルス監視する経済性」と題したプレスリリースを発表した。

研究成果は、ＣＤＣ（米疾病対策センター）の医学雑誌 Emerging Infectious Diseases のオンライン版（２０２３年7月21日）に掲載されている。

兪教授らは、ＰＣＲによる臨床スクリーニング検査と下水サーベイランスを補完し合う目的で実施する場合の、経済的に正当化できる条件を定量的に提示することを目的に、この研究を行った。

検査を併用することで、地域のCOVID-19のまん延状況や、個別の高齢者施設などにおける「感染者の有無の探知」が可能となり、効果的・効率的な感染症対策につながる可能性が高いという。つまり、下水サーベイランスで全体状況を把握しながら、陽性結果が出たら臨床Ｐ

CR検査で個人レベルの感染を診断する。面と点の検査の組み合わせだ。
東京オリンピック・パラリンピック2020の選手村でも、臨床検査と下水サーベイランスの両方が実施されていた。

兪教授は、リリースで次のようにコメントしている。

「医療経済学の目標は、限られた資源・予算の制約の下で、社会全体の健康状態の改善を最大化することです。（略）下水サーベイランスの実施規模において、日本は欧米先進諸国に大きく遅れていますが、下水サーベイランスに関する日本の技術は世界でも最高レベルです」

現在、北米1200カ所以上と欧州1300カ所以上の下水処理場で実施されている下水サーベイランスだが、日本で実施・公表している自治体は少数にとどまっている。日本国内で拡大していくのか、今後の動向を見守りたい。

（2023年7月）

《コラム》

日本の第一次産業は外国人と老人でもっているねーっ

昨年（2023年）、長野県南佐久郡の夏場の外国人人口は、
南牧村：総人口3359人、うち外国人564人、17％
川上村：総人口4616人、うち外国人1108人、24％
インドネシア、フィリピン、ベトナム、中国、ミャンマーなどからで、そのほとんどが農業です。

（2024年6月22日「共生ネット佐久」学習会での発表資料より）

以下、右に対し、各所から寄せられたコメントです。

・日本の第一次産業は外国人と老人でもっているねーっ
・農業がアジア系の外国人で支えられている実態がよくわかります。農業が投資対象になっているのです。彼らが定着できて、希望すれば後継者になれるといいと思います。
・外国人の人権は尊重されるべきです。また労働規制の緩和が、投資家利益の最大化と、

日本人賃金の抑制にあり、許せません。

・WHO医務官からコメント着信「すごいデータです」

・外国人が多い町として有名な群馬県大泉町：約20％。

・川崎市川崎区：総人口23万1674人、うち外国人1万2761人、5・5％

（中国のほうが急増していて、韓国・朝鮮の方の3倍以上を占めています。）

・未来の日本を見るようです。

（1）今や日本の農業は（主にアジアの）外国人労働者なしでは立ち行かなくなっている。

（2）しかし、その大半は「外国人技能実習生」のように欺瞞に満ちた制度で来日し、労働者としての権利や市民としての権利を著しく制限されている。

（3）このように不公正で人権を軽視した制度の存在を前提にしなければ立ち行かなくなっている。日本の農業は危機的状況にあるにもかかわらず、日本の社会や政治は食糧安全保障上の危機に無関心であり続けている。

（4）日本社会の外国人に対する閉鎖的で差別的な雰囲気は改善せず、しかも円安によって日本での労働の魅力が失われていることを考えると、こうした状況はさらに悪化し続ける、あるいは日本は深刻な労働力不足と食料安全保障上の危機を深めていくことになる。

第4章

「医のふるさと」断章

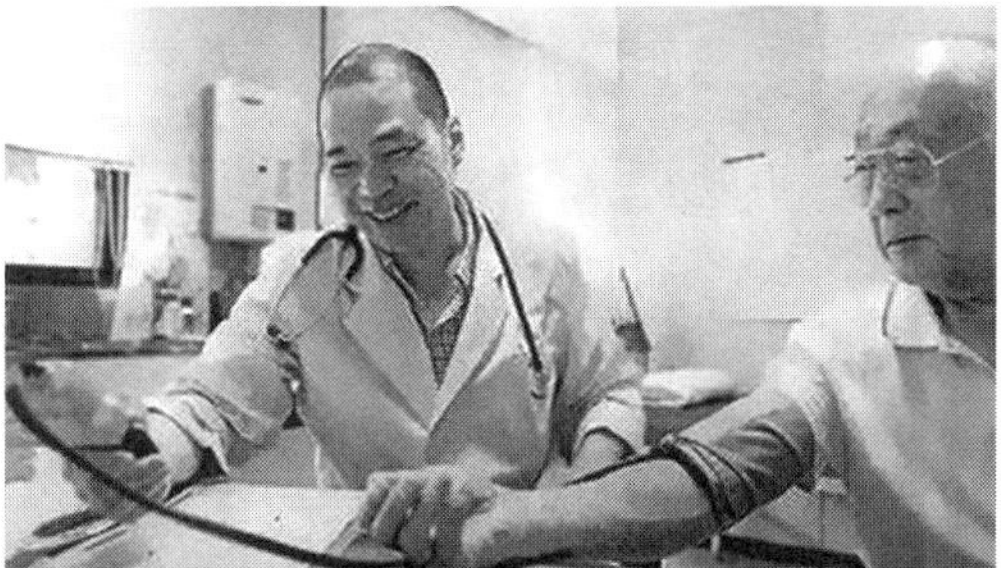

診察室の著者、今は胃カメラを覗くことが多い。その合間に大阪保険医雑誌にコラムを連載してきた。

人類は一つ　日常にもっと「対話」を

私は佐久総合病院で毎日のように胃カメラ検査をしている。ときにさまざまな民族の患者さんがおいでになる。口腔内から咽頭、食道、胃、十二指腸まで、病変を除けば、人類にほとんど差異はない。人体の深いところに至るほど「人類は一つ」と実感させられる。

逆に身体の表面に近いほど、皮膚の色や顔かたち、見た目の違いが表われる。そして咽頭喉頭はその中間にある。

観察していると、コレは偶然ではないのではないか、と思う。喉頭通過の後、ワーッとか、オオーッといった「音」（喉頭原音）が意味のある「言葉」に換わるからだ。そこから「同じだけど違う」人間のコミュニケーションが生まれる。表現が派生し、芸術がつくられる。

音から声＝言葉への変換は、人間存在の根源にかかわっている。さしずめ演劇は、人間の身体をとおしたダイナミックな表現であり、芸術といえるだろう。

先日、友人の医師で早稲田大学教授の俞炳匡氏が編集した『2分の即興劇で生活習慣を変える！　健康教育プログラム』（社会保険出版社）を手に取った。２分間のロールプレイを保健指導などに活かす方法が解説されている。

なかでもブラジル生まれの演劇家、アウグスト・ボアール（1931～2009）の「被抑圧者の演劇」の章が面白い。

ボアールの演劇は、南米の軍事政権下の民主化運動で用いられた後、世界的に広がったという。ボアールの即興劇の主人公は、「常に対人関係で困っている人」だ。主人公は、自分を困らせている人との「対話」をとおして自らの困りごとを減らそうとする。

この対話が日本人は苦手だ。

価値観を知っている家族や友人との「会話」で気もちを察し合うのは上手いが、価値観や宗教観などを知らない相手と、その違いを説明し、理解を深める「対話」は下手だといわれる。男女間の対話ですら、ジェンダーギャップ指数が先進国で最低レベル（146カ国中116位）の現状をみれば、とても成功しているとはいえない。対話の重要さを再認識しなくてはなるまい。

佐久病院では、毎年5月に開催される病院祭で、研修医や職員による演劇が上演されている。戦後、若月俊一名誉総長は、「予防は治療に勝る」と唱え、山間部を巡回診療した。そのとき自ら脚本を書いて健康講話の劇を演じ、村人の理解を深めようとした。その伝統が、現在に受け継がれている。ただ、近年は、芝居を演じることが目的化され、趣旨が違ってきたようにも感じる。

19世紀の英国のアーティスト、ウイリアム・モリスは、こう言っている。
「真実の芸術とは人間が労働に対する喜びを表現することである」
モリスは、住居の修飾や日常生活のこまごまとした制作を「小芸術」と呼んで大切にした。私たち臨床医には、芸術家による絵画や彫刻といった「大芸術」ではなく、診察室で患者さんとの価値観の違いを受けとめながら、しっかりと「対話」する小芸術こそが求められているのではないだろうか。

（2024年1月）

限られた資源をどう分かちあうか

超高齢・人口減少社会の行く末は、財源不足で社会保障が崩れ、空き家が増え、貧困がはびこり、高齢者を狙った悪徳ビジネスが横行する……といった暗い話になりがちだ。

だが、世界に目を転じれば、人口は逆に増えている。すでに全世界で80億人の大台に達した。その成長のエネルギーを日本にも取り入れたいところだが、この勢いで増え続けると、2050年に世界人口は98億人を超えるとの予想もある。

人口爆発も、これまたゆゆしき問題をはらんでいる。

真っ先に心配されるのは、「水」の枯渇だ。

近年、気候変動によって中央アジアから中東にかけて旱魃がたびたび起きている。

それが国際的な「水争い」を助長する。

たとえば、メソポタミア文明を育んだチグリス川とユーフラテス川流域では、上流のトルコが、両河川に22基のダムと17の発電所をつくる「南東アナトリア計画」を推進していて、下流のイラク国内の河川水位は目にみえて下がっている。

トルコが方針を変えなければ、両河川は「2040年までに干上がる」と警鐘が鳴らされている。

政府間での水の配分の取り決めが重要な課題に浮上してきた。

じつは、減るにしろ、増えるにしろ、人口の大きな変動には、社会のシステムを維持・安定化させる上で、同様なアプローチが求められる。

それは、「限られた資源をどう分かちあうか」だ。

私的所有権に一定の歯止めをかけつつ、公共のルールで資源を共有し管理する。

換言すれば、経済学者の宇沢弘文が唱えた「社会的共通資本」の視点での再構築が必要なのだ。

今年1月1日に発生した能登半島地震は、非情にも、超高齢・人口減少社会の弱点を突いてきた。

石川県の珠洲市、輪島市、能登町＝三市町の元旦の滞在人口は、約6万6000人と普段より約3割も多かった。

帰省や観光で訪れていた約2万人が被災し、避難所には人が入りきれず、地元の高齢者は凍えながらビニールハウスで雨露をしのぐありさまだった。

道路は寸断され、物資の搬入困難ななか、帰省や観光などの一時滞在者が去っていくと、高齢者が取り残される。肺炎の悪化など災害関連死が発生した。

あらためて言うまでもないが、超高齢・少子化社会は、災害に弱い。

その弱点を踏まえ、共同体における人と人の関係をどうつなぎとめておくか。

ボランティアの動員などに目がいきがちだが、政府の根本姿勢が問われているのはいうまでもない。

SNSの情報で知ったのだが、日本には「無限軌道災害対応車・レッドサラマンダー」という災害救助で抜群の力を発揮する車両が、わずか2台しかない。

1台の値段が1億1000万円だというが、生産中止が決まったオスプレイ1機を220億円も出して米国から買うのに比べれば安いものだ。

オスプレイ1機分で200台を揃えられる。

一事が万事で、政府がいかに無駄遣いをしているかがわかるだろう。

公共の視点からの予算の編成が急務である。


（2024年2月）

死を思うことは誕生を考えることである

死は、哲学や宗教、思想の対象になりやすい。それが何かわからない、という根本的な疑問があるからだろう。ところが、詩人でノンフィクション作家の森崎和江は『インドの風の中で』

という著書で、こう述べている。
〈人間観の発達過程でもっとも認識が困難なのは、人間の誕生と死である。そして、女はその肉体の内側に、誕生する人間をはらむのだ。つまり、あの世の霊を宿す。（略）はらみ女は、あの世の霊を胎に宿し、そして出産によってこの世の肉体に変化させる〉

世間は出産を女の生理ととらえ、思索の対象にしてこなかったと森崎は批判している。男社会の盲点をつく指摘だろう。死を思うことは誕生を考えることでもある。

30年以上前の話になるが、私の職場がある佐久とJR小海線でつながっている小諸には「ジャパゆきさん」と呼ばれる東南アジアからの出稼ぎ女性が大勢いた。多くが飲食業界で働いており、父親が日本人の赤ん坊が生まれていた。しかし、なかなか認知されず、女性たちは子どもの国籍が取れなくて困っていた。仲間と「佐久地域国際連帯市民の会（ＩＳＳＡＣ）」を立ち上げ、医療をはじめ生活全般の相談を受けると、彼女たちの過酷な生活実態が浮かび上がってきた。

とくに深刻だったのは、ＨＩＶに感染しているタイ人女性たちだった。

当時は、社会全般のＨＩＶへの認識が乏しく、彼女たちは「存在しない者」とみなされていた。国民皆保険制度で守られている日本人と違い、医療費は全額自己負担。正規の診療を受ければ、半年分の賃金を失う。助けを求めたくても頼る先がなかったのだ。切迫流産や交通事故、風俗営業の現場での死亡、家庭内でのトラブルなど、その苦労は医療にとどまらなかった。


そうしたなか、私は、エイズによる肺結核を発症したタイ人女性の診療を受けもった。もはや手の施しようのない状態で、「何か、私にできることはありませんか」と尋ねると、彼女は「タイのお坊さんに会えなかったことが残念です」と言って息をひき取った。セックス産業に従事して、絶えず妊娠のリスクに心身を消耗させてきた彼女が、最期に口にしたのが仏への帰依であった。「心のケアの大切さ」を思い知らされた。

その後、小諸市民会館にタイの劇団を呼んで公演を開いた。

日本で暮らすタイ人に母国語の娯楽を楽しんでほしかったのと、地元の日本人にもタイ文化を伝えたかったからだ。

1996年初夏、多くの方々の協力を得て、タイの黄衣の僧侶たちを日本に迎えることができた。

お坊さん方にはタイ人が集まって暮らす地域を巡りながら、長野の善光寺まで歩いて旅をする「頭陀《ずだ》修行」に取り組んでいただいた。

道々、祖国の僧侶と対面したタイ人たちは心の底から安堵したような表情を浮かべていた。その姿がとても印象的だった。あの世の霊とこの世の肉体、信仰のうすい私たち日本人に帰依する先はあるのだろうか。

（2024年3月）

AI時代だからこそ求められるケアとは

私たち医師は、「AI（人工知能技術）時代だからこそ求められるヒューマンケア」にもっと自覚的になっていいような気がする。

ＡＩの進歩にあわせるばかりではなく、ＡＩがもつ別の側面をも見越したケアに目を向けたい。

先日、懇意にしている同世代の自営業の男性に「今後、ＡＩの画像診断技術が進んで、微細な肺がんでも何でも、次々に見つかって診断を下せる時代がきそうなんだけど、どう思う?」と聞いたら、こんな答えが返ってきた。
「毎年、自治体の健康診断を地元のクリニックで受けているのだけど、あの検査しろ、この検査しろとうるさい。人間ドックを受けて異常なしなのに、あれだ、これだ、と。何が何でも病気を掘りおこそうとしている。

いったい誰のための検査なのか。ＡＩは、そうした検査をもっと迅速にしかも効率的にやろうってわけでしょ。医療マーケティングの賜物ですね。せっつかれているようで嫌だね」

さらに彼は、こうも言った。
「そりゃ、60代も半ばになれば、病気の一つや二つは隠れていることでしょう。でも、こっちは定年退職で楽隠居できる身分ではないので、致命的なものじゃなきゃ、病気と共存しながら生きて、仕事をしていたい。自分の病気の治療法は自分で決めたいのです」

この男性は、やや自信過剰ぎみなのか、自己決定を重んじるタイプだが、ＡＩがもたらす効率化に対し「せっつかれているようで嫌」なのは多くの人に共通する感覚なのではないか。

では、医師は、たとえばＡＩによる高度な画像診断と、いろいろな思いを抱いて日々生活している患者さんとをどうつなげばいいのか。

医学的に正確な画像診断なりで定期フォローすることはいうまでもないが、大切なのは、その患者さんが治療方法を知ろうとし、選びとれるように「うまく」導くことではないか。

一例をあげよう。

ネット上の「あなたの先生が教えてくれたすばらしいことはなんですか？」という問いにさまざまな人が答えているサイトがある。

そのなかに小学校５年の担任の男性教諭が「私はまだまだ勉強が足りていません。だから、みんなに教えてもらいたいんです」と生徒に伝えたエピソードがある。

その教諭は、「明日の社会科では日本の工業についてやります。自分で調べて、先生に教えてください。調べた本ももってきてください」と生徒に予習を促した。

すると、翌日の授業は「先生に教えなきゃ」と、どの生徒もどの生徒も、活発に手を挙げて発言し、グループ学習もわいわい賑やかに進んだという。

患者さんを生徒に見たてて予習させようと言いたいのではない。相手の意欲を喚起するやりとりは、たとえ患者さんと医師との間でもなりたち得ると言いたいのだ。

どの患者さんも、不安で、何とか平穏な日々を取り戻したいと願っている。そんな思いを尊重しつつAIが有効なら活用すればいい。

AIと競いあうのではなく、人間として人間の世話をする。

心の底から「それは大変なご体験でした……」なりと、患者さんやご家族に声をかけることこそ肝要な場面なのだと感じる。

（2024年4月）

「二つの老い」とガザの外傷外科医

住まいは人が生きるための基盤だが、日本では「二つの老い」が進行し、この土台が崩れかけている。

二つの老いとは、20年ほど前からノンフィクション作家の山岡淳一郎氏が指摘してきた現象で、集合住宅の住民の高齢化と建物の老朽化が並行して進むことを指す。

二つの老いが放置され、住宅への公的なかかわりが欠けたままだと、建物の維持管理は滞り、スラム化のリスクが高まると山岡氏は警鐘を鳴らしてきた。

当初、二つの老いは、分譲マンションの将来を憂えるキーワードだった。が、いまや戸建の住宅や、古い公共施設、あるいは道路や上下水道、橋などのインフラを取り巻く状況にも同じような傾向がみられる。

相続されない空き家の処置、廃校の跡地利用、朽ちた橋の架け替えなどにハードと人の二つの老いが重くのしかかっているのだ。

こうした問題に対し、医療は受け身であって、二つの老いをくいとめることはできない。しかし、その弊害を和らげたり、コミュニティの衰退を遅らせたりするのは可能ではないか。たとえば、二つの老いが著しい団地に診療所を置き、空室を再利用した介護サービスと組み合わせ、終の棲家に変えていくような取り組みはますます求められることだろう。

年間の死亡者数が150万人を超え、かたや出生数は80万人を切った現在、看取りをタブー視して住まうことは語れなくなった。

老いをうけとめる医療の役割は高まる一方だ。

平時の日本が老いと居住の問題に直面しているのに対し、戦時下の国や地域では、住まいの破壊と殺戮が、いま、目の前の惨劇としてくりひろげられている。

長年の友人の外科医、Aドクターは、昨年12月から今年1月まで、赤十字国際委員会（ICRC）のスタッフとしてパレスチナ自治区ガザ南部のヨーロピアン・ガザ病院で負傷者の治療に当たった。

いったん帰国後、3月にふたたびガザに入り、4月15日現在も、「爆撃で手足や顔の一部を失ったり、重度のやけどを負ったりしている患者さん」らを治療している。

ガザの「極限の住まい」について、こう語ってくれた。

「病院のなかに避難してきた方々が、布で仕切りを作って、通路や階段、あちこちに住んでいます。

病院の敷地に食べ物を売る店があり、屋外で火を焚いて料理をこしらえ、院内の階段で野菜を切ったりしています」

ヨーロピアン・ガザ病院は、周囲がイスラエル軍の爆撃で廃墟と化すなか、辛うじて戦禍を免れている。

行き場をなくした人々は、病院に避難しながら生活しているのだ。

非常時に病院は、患者さんを収容するだけでなく、地域住民が暮らす場にもなる。

「ガザに残された最後の総合医療施設で外傷外科医として被災者の治療に、あたっております。空爆による負傷者が大多数で、生きて病院へ辿り着いても、家族はほとんど亡くなっているという方々です。

早く停戦となりますことを祈っております。

こうして技術を自在に利用し、負傷者の治療に思いのままにあたれるのも佐久病院をはじめ、日本で多くの経験をさせていただいた賜物です」（ガザより）

＊文中の「Aドクター」とは、私の長年の友人、安藤恒平医師のことである。昨年暮れからガザへ、そしてこのほど5度目のガザに旅立った。次に、氏の論考を掲載させていただく。無事生還できることを祈るばかりである。

（2024年5月）

同じ空の下で——人の苦しみや困難は、言葉にすると軽くなる気がする

プラタナス「私のカルテから」安藤恒平（貢川整形外科病院整形外科）

紛争地と日本とを行き来している。

最近では2カ月前までガザにおり、今後も再びガザへ入ることになるだろう。

赤十字国際委員会（ICRC）では、外科医や整形外科医としての役割を担っている。

現在、ガザ地区は人道危機の最中にある。

「ほとんどの傷病者は整形外科の治療を必要としている」と、先ほども現地の外科医と電話で話していたところだ。

スマートフォンの向こうは戦地。

もともとは心臓血管外科からスタートし、今の職務を想定して外科へと転向、その後整形外科へ。

時間のかかった研修医時代であったが、得られたものは甚大だ。

人を送ることさえ困難な状況下で、診療にあたることができる。現地の苦悩を肌で感じる。

今まさに身を投じているこの悲惨な状況は、負の歴史としてこれから語り継がれることになるだろう。

問題の大きい小さいを言うのは、やめた。それでは伝わらないことがある。


人の苦しみや困難は、言葉にすると軽くなる気がする。

衝撃的な画像や映像もわかりやすいのかもしれないが、現場でのこの感覚は、どうやっても伝えることができない。ただ自分の心にだけ深く刻まれていく。

現場は、やはり過酷だ。X線透視や医療機器が自由に使えない。

コミュニケーションも大変である。何度説明しても、患者さんにはうまく伝わらない。もしくは、伝わっているのに心配だから繰り返し尋ねてくるのか。

アラビア語も喋れず、イスラム教もきちんと理解できているのかわからない医師と対話していれば、心配になるのも頷ける。


英国や米国、ノルウェーから医療チームも新たに参入する。

こんなにも、安全管理上危機的状況の中で、よく入ってこられたものだと、自分のことはさておき感心する。

案の定、命からがらの騒動に巻き込まれたチームもあった。

結果は無事。何よりだ。


前述の電話で話した外科の先輩とは15歳離れているからか、私の面倒をよくみてくれる。

普段、外科医として働いているときは上司だが、今回のミッションでは整形外科医として協働している。こういう関係も悪くない。


ガザに近いエジプトの地で、紀元前1600年に記されたとされる"Edwin Smith Papyrus"に想いを馳せる。

外傷を解剖学的にとらえ、治療を施し、記録する。

それから3600年、科学技術的要素がそれを押し上げてきての今であろうか。

歴史に記されてきた戦。

そこにも今、科学技術が活用され、それらが生み出す圧倒的な暴力が民衆を苦しめる。

私たち医療技術者は、あらゆる知恵を駆使して、それと対峙している。

歴史の中で、人ひとりの一生は瞬く間に過ぎていく。


(『日本医事新報』2024年5月11日)

全ての人に〝いつでも・どこでも・だれでも〟を

医師が患者との関係を内省的にとらえることは重大だ。一方で、患者と医師のかかわりが「公的医療保険制度」に依拠していることも忘れてはならないと思う。

日本では、保険証が一枚あれば、だれでも、いつでも、どこでも医療機関にかかれる。そんな皆保険制度という前提あっての患者・医師関係なのである。

この公的医療保険が、ICチップのついたマイナンバーカードの導入で、妙なきしみ方をしている。今年12月には原則的に紙の保険証が廃止され、マイナンバーカードと保険証を一体化させた「マイナ保険証」に全面的に切り替わるという。

だが、個人情報のひもづけの錯誤や、偽造マイナカードによる詐欺事件多発などで、マイナ保険証の利用率は6・56％（5月14日・厚生労働省発表）と低いままだ。月刊『集中』2024年5月号によれば、厚生労働省の職員が「大した利点も無く健康保険証を併用出来るなら、敢えてマイナ保険証を使う人が未だ少ないのは仕方ないだろう」とコメント。実際、23年11月の中央省庁の利用率は、外務省は3・77％、防衛省は2・50％。両省職員が海外情報機関などへの「情報流出」を危惧している証なのだろうか。

歴史をふり返れば、日本に健康保険法が公布されたのは１９２２（大正11）年。第一次大戦後の不況で都市労働者が困窮し、争議が頻発することへの対策として制度が設けられた。１９３３（昭和８）年に内務省は健康保険法の「農村版」の検討を始め、１９３８年には政府レベルの国民健康保険法（旧法）が創設されている。

狙いは、農村救済によって小作争議を減らすとともに健康な兵力を確保する「戦時立法の色彩を帯びていた。つまり、国民健康保険は農民や自営業者などに恩恵を与える一方で彼らを利用する手段でもあった。

現代のマイナ保険証も、便利さをアピールする裏で、チップに入れられた個人情報を企業や団体が利用する道も開かれ、予め二次利用が織り込まれている。いつの時代も、国にとって健康保険は「アメとムチ」を包含させた統治の手段なのだ。

もう一つ、国民皆保険の現状を見て思うのは、対象になるのが文字どおり「国民」だけということ。日本国憲法は、国民主権、人権尊重、平和主義を謳うが、「全ての人は法の前に平等」（戦後のドイツ基本法）とは述べていない。日本国憲法の主語は「国民」であって、外国人は入ってこない。
朝鮮半島から日本に移り住み、「日本帝国臣民」として暮らしていた在日コリアンは、1947年の外国人登録令で「外国人」として登録するよう一方的に通達された。こうした発想が、ずっと続いているような気がしてならない。

先日、米国の某大統領が「日本人は外国人嫌いだ。移民を望まないから問題を抱えている」と発言し物議をかもした。せめて人の生命を預かる医療では、外国人への制度の垣根を、もう少し低くはできないものだろうか。

現状で、来日する外国人労働者の多くは若者。

しかも健康体であって、健康保険料を支払うことはあっても、あまり使うことはない。

（2024年6月）

コロナ禍の全人類的教訓は？

今年4月から新型コロナ医療費の公的支援が終わり、患者さんたちの顔が強ばっている。診療報酬上の例外状態は終わったが、患者さんにすれば、自己負担ゼロだった抗ウイルス薬のパキロビッドがいきなり3割負担、約3万円もの負担となるのは由々しき事態だ。

いまも新型コロナの感染はじわじわ増えている。

近い将来、また人獣共通感染症の大流行が起きるといわれる。

コロナ禍で、わたしたちはいったい何を学んだのだろうか。

WHO（世界保健機関）では、世界の公衆衛生の将来を左右する「パンデミック条約」の議論が行われてきたが、6月1日、各国間の意見の隔たりが大きく、交渉期間を最大1年、延長することになった。

パンデミック条約は、新型コロナが拡大した時期に先進国と途上国の間で対策に格差が生じ、全世界で数千万人ともいわれる死亡者が出たことを踏まえ、途上国への支援やワクチンの分配方法などを盛り込む国際協定だ。

背景には途上国の先進国への怒りがある。

たとえば、南アフリカは、2021年11月、ゲノム解析技術などを駆使し、他国に先駆けて変異株のオミクロン株を同定してＷＨＯに届けた。

まもなくイギリス、ドイツ、ベルギー、イタリア、イスラエルなどでもオミクロン株の感染者が見つかった。

南ア政府は、いち早く発見した科学技術と、国際社会のために即座にＷＨＯに報告したことは「評価されるべき」と考えていた。

ところが、欧米諸国を中心に航空便を止められ、渡航が制限されて「罰せられている」と憤った。ワクチンは届かず、その時点で南アの接種率は人口のわずか24％にとどまっている。

このような仕打ちを受けた途上国側は、「公平」に感染対策をするようＷＨＯに訴え、パンデミック条約の交渉が始まったのだった。


その焦点は、「病原体アクセスと利益配分（ＰＡＢＳ：pathogen access and benefit-sharing system）」である。

これは、病原体やその遺伝情報を加盟国がネットワークをつくって共有し、メーカーが製造したワクチンや検査薬、治療薬の一部を無償、もしくは廉価で提供するよう求めるしくみだ。

途上国側は、ＷＨＯが緊急事態を宣言した状況下で、製造した医薬品の20％の提供を求める案を出した。

これに対し、欧米や日本は「企業の研究開発力を損なう」と反発し、交渉はまとまっていない。コロナ禍の最大の教訓は、公益=人類益のために各国が協力し、人間や動物の健康、生態系の健全性まで含めた「ワンヘルス」の重要性が再認識されたことだ。途上国をないがしろにすれば、先進国のパンデミックも収まらない。

しかし、国際製薬団体連合会のトーマス・クエニ事務局長は「悪い条約なら、ないほうが良い」とまで発言している。ファイザーやモデルナなどはワクチンで莫大な利益をあげたにもかかわらず……。

グローバル資本主義か、ワンヘルスか。条約が通らないまま今後推移するようだと、「次」が人類終焉に繋がらないことを、ただただ祈るしかない。

人類は重大な岐路に立たされている。

（2024年7月）

医師にとっての「生命」とデモクラシー

日本とアメリカを比較する尺度の一つに「女性の社会進出」がある。米国医科大学協会のデータによれば、２０１９年に全米の医学部に在籍する学生のうち、女性は50・５％、男性は49・４％。近年、女性の入学者が増え続け、男女比が逆転したという。

そのころ、日本では大学医学部の入試で女子学生や浪人生を不利に扱う不正が発覚し、大変な騒ぎだった。

第三者委員会が設けられ、調査をして改善策がとられたようだが、医学部の女性比率はアメリカに遠く及ばない。

アメリカは、平等の条件で試験を実施し、男だろうが女だろうが高い点数をとった者を合格させる。世界的な競争の波にさらされているので、性別に関係なく「優秀な人材」を求めている。背景には、医師とコメディカル、あるいは医師どうしの分業が合理的に行われ、労働環境、就労体制が整っていることがある。女性医師も仕事場に溶け込みやすいのだ。

かたや日本の医療界では、女医は体力がない、妊娠・出産で現場を離れるから戦力にならないと見下されてきた。

とくに外科は、主治医が手術後も24時間体制で患者さんに張りつき、術後管理に携わる、そんな自己犠牲が当たり前とされてきた。だから男性にしか務まらない、という決めつけがはびこった。しかし、現在では腹腔鏡・胸腔鏡を含めた「鏡視下手術」が標準となり、外科医の体力的負担感は軽減傾向であるという。仕事の合理的な分業、効率化を進め、男女が助けあって働ける環境をつくる機は熟した。また、そうできないようだと日本は長期停滞から抜け出せまい。

男女が平等に働けるかどうかは、デモクラシーの問題でもある。20世紀前半、日本の女性は家に縛りつけられ、参政権もなかった。そうした状況で、平塚らいてうや市川房枝は、大正デモクラシーを背景に婦人運動を起こし、人間としての権利を獲得していった。

では、私たち医師にとってデモクラシーとはどのようなものだろうか。ピラミッド組織で生きている医療者は、ともすれば職業意識が強すぎてデモクラシーを見失いがちだ。

そこで紹介したい本がある。

小児科医でエッセイストとしても知られる松田道雄氏の『私は女性にしか期待しない』（岩

波新書）だ。この本のなかで、松田氏は「生命」の視点からデモクラシーを見事に定義しているので、引用しておこう。

〈生命が尊いのは、生きるか、死ぬか、をきめるのは本人だけの権利で誰にもゆずれないからです。この権利を人間であるかぎり、能力と関係なしに、平等にもっているのが、デモクラシーです。他人の能力を評価する人間に、生命を左右する特権をもたせないのです〉。

太平洋戦争中、軍医としてビルマ（現・ミャンマー）に派遣される予定だった松田ドクターらしい生命観であり、デモクラシー論であろう。

私事ながら、この春から大学院で隔週の講義を始めた。参加する女性院生たちのひたむきさに感銘を覚えている。

（2024年8・9月合併号）

《コラム》

吉田寮と自治を壊さないで

年末年始の数日、京都に戻りました。

医学生時代の数年を過ごした京都大吉田寮を訪ねたところ、大学が寮生の退去を通告しているとの報道を知り、がくぜんとしました。

私は貧乏学生で、吉田寮でお世話になって、やっとのことで卒業できました。

信州の山村での診療を十数年続け、現在は長野県の農村にある病院に勤務しております。

いったいどうしたことでしょうか。

京大の担当理事が本当に寮生たちに向かって、「君たちと合意形成をするつもりはない」「納得しても納得しなくても、取りあえず吉田寮から出て行け」と言い放ち、その上、京都地裁に提訴したのだとするなら、これは本物の「京都大学」なのでしょうか。

「あなたこそ京大の伝統にそぐわない、この場で辞表を出してはいかがか」と言い返したくなりました。

「生活の場、その生存を懸けた今、ここは生きたリベラル・アーツを学ぶ場だ」と、若者たちを勇気づけたいと感じます。

吉田寮とその自治を取り壊さないでほしいと思います。

（京都新聞２０１９年1月13日、10月27日より）

第5章

戦争と生命と人道と

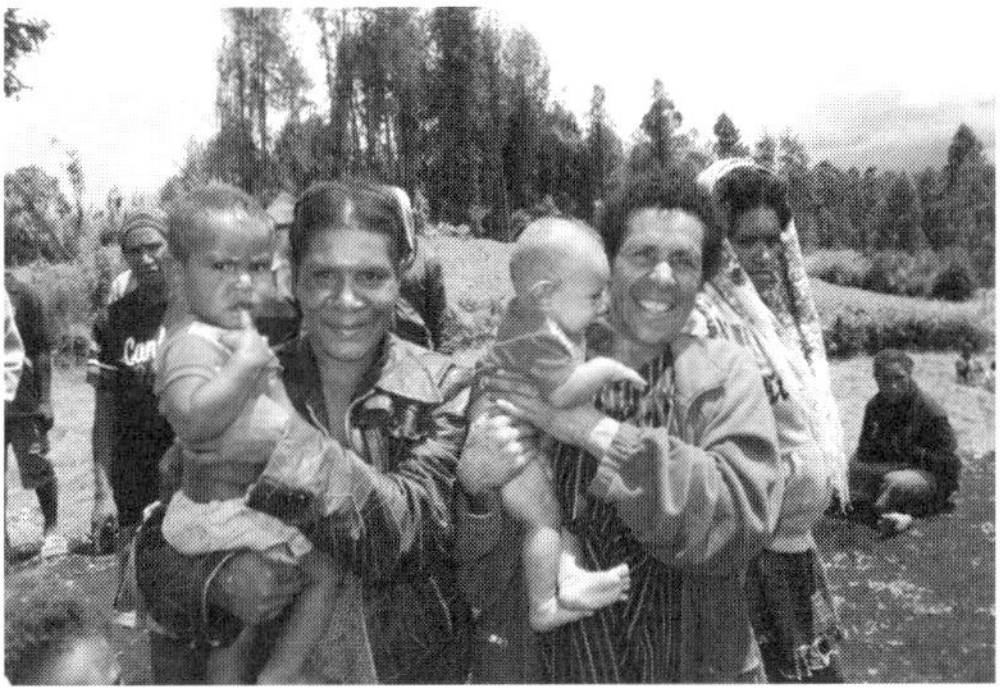

「健康は『平和と安全』の基礎」を掲げる日本 WHO 協会理事長の中村安秀医師は、佐久総合病院で「プラネタリーヘルス（地球の健康）」と題して講演。健康指標の低い国パプア・ニューギニアでの取り組みを報告した。（写真は、エンガ州 Yango 地区の母子）

医学生時代の旅で見た「複雑な」ウクライナ

もう38年も前のことになる。ウクライナで原発事故が発生する2年前、医学部学生だった私は、春休みを利用し新潟から旧ソビエト連邦（ロシア）のハバロフスクに渡った。厳冬のシベリア鉄道で1週間、寝台特急はヴォルガ川を渡ってモスクワに到着。車内で、浴衣に下駄で過ごしていたところ、「カラテ」「カラテ」と大いにモテた。モスクワで列車を乗り換え、南へ、温暖な海「黒海」に向かって真っすぐ下った。

その3年前に生まれて初めて行った外国もロシアで、レニングラード（サンクトペテルブルグ）から列車でフィンランド国境を抜け、欧州へ。欧州側からロシアを眺め、両者の「違い」を自分なりに悟った。

2度目の渡航ではモスクワから南下し、ウクライナ東部を経由、コーカサス地方に入ってグルジア（ジョージア）、そしてカスピ海を東に渡ってフェルガナ盆地の風土に触れたいものだと考えた。

なぜ、そんな旅をしたのかと問われると、放浪癖が抜けなかったからだとしか言いようがない。ロシア語の初歩を教えてくれた故・森安達也東京大学教授（主著『東方キリスト教の世界』

山川出版社）の影響もあろうか。文学や歴史に関心があり、そちらを専攻したいほどだったが、手に職つけるため医学部に入っていた。

モスクワを発った列車は、広大な大地を南へ下った。しばらくは中央ロシアの標高100、200メートル程度の丘陵が車窓に見えていたが、ウクライナ第2の都市、ハリコフを過ぎると見渡す限りの大平原。真っ平な土地が、赤い夕日の地平線の彼方まで続く。阿蘇の草千里なんてものではない。どこまでも、どこまでも平らな大地が広がるのだ。人類史上、ウマを最初に家畜化したとされる、遊牧民の聖地「ポントス・カスピ海草原」である。

座席にはカザフのおばあさん、モンゴルの血を引くブリヤート（バイカル湖周辺の地域）の幼子が、大柄なロシア人やウクライナ人、アルメニア人たちに混じって座っている。おじさんの1人はドイツ語が上手で「あっち（西）に真っすぐいけば、ベルリンだよ」と。多民族国家ならではの車内風景だった。

ハリコフから南へ、列車がドンバスに着くと、炭鉱のせいか街全体がややくすんだように見えた。

その昔、東方のモンゴル騎馬集団が平原を一気に駆け抜け、ロシア、ウクライナ、ポーランドまで版図を広げ、西欧の人々を震えあがらせたのもわかるような気がした。地続きで、山が全くないのだから、ウマで行くところまで行けたはずだ。

山村の診療所に赴任する動機の1つに

ウクライナのドニエプル川の東側は長く無人に近い荒蕪《こうぶ》地で、南方のオスマン帝国、ロシア、ポーランド3者の係争地として、現地語で「荒野《あれの》」と呼ばれた緩衝地帯だった。コサックたちの故郷でもあって、私の勝手なイメージでは、馬賊を生んだ「旧満洲」に似ている。次第に、帝政ロシアに組みこまれ、多くの人々が穀倉地帯の農奴として使役された。川の西側はポーランド領で欧州の風が吹き込む。

18世紀半ば「貴族の天国、農民の地獄」といわれた女帝エカチェリーナ2世の治世で、非人間的な農奴への扱いが定着したのがウクライナだった。彼女の統治下、ポーランドは列強に分割されて消滅、ドニエプル川で分かつ西部もロシアに併合されて、宗教や言語、文化も多彩な人々が歴史の波にのまれていく。

大平原を列車に揺られながら、「諸民族の牢獄」という言葉を思い出した。

ロシア帝国は、侵略と征服の「力」で周辺諸民族を併合した。そのため帝国には様々な出自の人々が含まれ、政府は「正教、専制、ナロードノスチ（国民性）」の3原則で統治しようとする。宗教はロシア正教、政治はツァーリ（皇帝）の専制によって「国民性」が形作られるものと信じ、圧政を行った。

しかし宗教1つとっても、ポーランド系はカトリックが多く、ユダヤ系はユダヤ教、コーカサスそして中央アジアにはイスラム教を信仰する諸民族がいる。同じ列車で揺られてはいても、それぞれの民族の胸の奥にある本音は多様だろう。考え方も行動様式も違う。逆説的に言えば、そのような諸民族を束ねるには「力」が必要だったともいえる。日本人に、ここはわかりにくい。

ウクライナが生んだ国民的詩人で画家のタラス・シェフチェンコ（1814～1861）は、「遺言」という詩にこう綴る。

わたしが死んだら、
なつかしいウクライナの
ひろびろとした草原（ステップ）にいだかれた
高き塚（モヒラ）の上に葬ってほしい。
果てしない野の連なりと

ドニエプル、切り立つ崖が
見渡せるように。
哮《たけ》り立つとどろきが聞こえるように。
ドニエプルの流れが
ウクライナから敵の血を
青い海へと流し去ったら、
そのときこそ、野も山も―
すべてを棄てよう……
（藤井悦子編訳『シェフチェンコ詩集 コブザール』［群像社、２０１８］）

東部ウクライナを縦断した旅は、人々の暮らしの奥にある、圧政や暴力、怨念も含めた歴史、そして文化や民族性などを垣間見る貴重な機会を与えてくれた。

住民の健康を守るには、単に身体だけ、単に病気だけを診ればいいというものではなさそうだ。生活の背景やその人の歩んできた人生、プライドやこだわりに目を向けなくてはならないと感じた。それが、医学部を卒業し、研修医を終えて、私が山村の診療所に赴任する動機の1つになったと思う。

あの広大な緑の沃野が、今、戦火にまみれている。ロシアのプーチン大統領のふるまいは、かつてのツァーリを彷彿とさせ、世界中から指弾される。ただ、多民族国家の内情は複雑だ。表面的な報道ではつかみきれないものがあろう。とても一筋縄にはいかない……。

そして、今、一刻も早い停戦の実現を切望する。

（2022年3月）

ある軍医の遺書と戦争の「正義」

ロシア軍の**ウクライナ侵攻**で、残虐な「戦争犯罪」が行われた可能性が高まっている。国連人権高等弁務官事務所（OHCHR）の報道官は「ロシア軍は居住区に対して無差別的に砲撃したり、爆撃したりし、民間人を殺害したほか、病院や学校、その他の民間インフラを破壊した」［注1］と指摘した。

ウクライナ侵攻は情報戦の色が濃く、「事実」を断定しにくいが、3月9日には南部の都市マリウポリの産科・小児病院が空爆を受けたと多くのメディアが報じている。ウクライナのゼレンスキー大統領は、「病院や産院を恐れて破壊するなんて、ロシア連邦とは一体なんて国なんだ」「もはや残虐行為を超えている。侵略者がマリウポリに対してやっていることは全て、もはや残虐行為を超えている」〔注2〕とビデオ画像で述べたという。

戦争を仕掛けたロシアの指導者、プーチン大統領の罪が深いのはいうまでもない。と同時に戦火が広がれば、集団的狂気の中で善悪の境界は消え、殺りくが繰り返される。

昨年2月、このコラムで『戦争医学の汚辱にふれて―生体解剖事件始末記―』（文藝春秋1957年12月号 平光吾一著、青空文庫で公開）を紹介した（過去記事：『海と毒薬』の真実」）。まさか1年後に本当に戦争が始まるとは思ってもいなかったが、この文章は太平洋戦争中、九州の大学附属病院における米軍捕虜の生体解剖事件に心ならずも関わった医師が書いたものだ。BC級戦犯を裁く横浜軍事法廷で死刑を免れた医師は、始末記にこう記す。

日本は戦いに敗れた。そして日本の主権は否定され、政府あるいは命令の主体が勝敗によって『罪』と定められれば、その命令に従った者も罪人になることは自明の理である。しかし私はこの罪たるべきものが、戦争に勝っていれば、明らかに勲功として賞せられることを考え合せると、戦争裁判というものに不思議な感慨を抱くのである。

勝者の「正義」への不可解さに多くの人が同調するだろう。

申し開きをしなかった軍医の倫理観

ところが、同じ太平洋戦争の後、正義が勝敗に左右され得る状況の中、あえて上官や部下の罪をかぶって処刑された軍医もいた。元海軍軍医中佐の上野千里という人だ。

1944年6月、上野がいたトラック島基地には5人の米軍捕虜が収容されていた。米軍機の空襲によって捕虜の3人が即死、2人が傷つきながらも辛うじて生き残った。

上官は「あの2人をすぐ片づけよ」と上野に命じる。しかし、上野は反発する。

「人命を取扱ふ一個の外科医として何ら恥かしくない用意と手順に依つて」[注3] 患者の命を救おうと手術に取りかかる。手術が終わりかけたころ、司令副長の「総員集合」の命令がかかり、手術室を離れた。その間に患者は別の場所に移されて、「処刑」されたのだった。

終戦後、グアム島の軍事法廷で、上野は一切の申し開きをせず、死刑を受け入れる。その心境を手記にこうつづる。

私は私が重い罰を受けたことよりも多数の部下が始めから起訴すらされなかつたことの喜びの方が心の大部を占める自分が嬉しくあります。私の男はこれで死んで生きることができました。部下の多数はトラック島にあつた時そのままの私の顔をきつと久しく思い返し、新生日本の一員として私の分まで働いてくれるでせう。文字にできぬ点もありますお察し下さい。

ここには、軍の序列や、医学界のタテのしがらみ、個人の欲などとはかけ離れた倫理観がある。上野は「遺詠」と題した詩に、こう記す（一部抜粋）。

醜い世の中に思はず立ちあぐんでも
見てごらんほらあんなに青い空を
みんなが何も持つていないと嘲つても
みんな知つている
もつと美しい本当に尊いものを。

愛とまことと太陽に時々雨さえあれば
あとはそんなにほしくない
丈夫なからだとほんの少しのパンがあれば
上機嫌でニコニコ歩きたい。

仏教学者の紀野一義は、著書『維摩経』（大蔵出版、２００４）の第7章「こころの花」で、上野の詩について、次のように言及している。

『愛とまことと太陽に時々雨さえあれば』というのが実によいと思う。人間大事なものは『愛』である。それから『まこと』、ひら仮名のまこと、これは小さいことである。苦しんでいたらちょっと助けてあげるとか、電車賃がなかったら貸してあげるとか、何でもない小さいこと。人間というのは、小さいことで悩み、小さいことで救われる。

戦争の報復の連鎖が懸念される中、後を生きる者に思いを託した上野の言葉が心に迫ってくる。

［注1］ＡＦＰ＝時事、２０２２年4月22日

（2022年4月）

［注2］BBC NEWS JAPAN、2022年3月10日
［注3］巣鴨遺書編纂会『世紀の遺書』（講談社、1984）

政治・行政が生み出す「社会的へき地」

1998年からの10年間、私は家族5人で長野県南佐久郡南相木村に住み、国保診療所長を務めた。鉄道も通ってない山村であり、地理的には「へき地」だったが、だからといって都会に比べてひどく扱われていると僻《ひが》むような雰囲気はなかった。

たとえば、山の幸をご近所の人から頂くことがあった。或る年の秋の40本の松茸は、私たち夫婦と3人の子どもでは食べきれなかった。シカの肉は、狩猟許可の診断書を発行した私への土産というよりも、山で暮らす男としての腕前の披露の意味が多分に込められていたような気がする。

南相木村を流れる相木川は千曲川に合流し、その後信濃川となって長い旅の末に日本海へ注

ぐ。昔は林業と養蚕で生計を立てている家がほとんどだったが、いまでは町まで舗装された道路が通り、佐久や小諸まで勤めに出る人も少なくない。また、そういう町場で商売を始めて成功している人もいる。隣の南牧村の野辺山高原は、高原野菜の産地として知られるようになった。「億」を超える収入の農家もある。

医療的には、一次が診療所、二次は小海分院、三次が佐久総合病院本院と二重、三重にカバーされており、救急車が患者の搬送先を見つけられなくて右往左往することもない。

逆に都会のベッド数1300床の大学病院の目の前で交通事故に遭った女子高生が、救急車で他の病院に搬送され、3時間後に亡くなったなどというニュースに接すると、「社会的へき地」のほうが大変だなぁ、と思った。

現代の「へき地」は、地理的な位置関係だけでなく、政治や経済、歴史などの側面からも考慮されたほうがよいのではないか。大都会での救急患者のたらい回しは、大病院や医師会の思惑を抜きには語れず、それを政治・行政が容認して「社会的へき地」が生まれている。

そう考えると、いま世界で最も悲惨な「社会的へき地」は、パレスチナのガザ地区だろう。

軍事支配により刷り込まれた恐怖

イスラエル軍がガザの病院を爆撃し、患者や子どもたちが殺戮されている様は「ホロコースト」以外の何物でもない。なぜ、この蛮行を国際社会は止められないのだろうか。

9年前、パレスチナから女性の保健師さんと栄養士さんが研修で来日した際、佐久病院にもお立ち寄りいただき、ランチをご一緒しながらお話しする機会があった。

JICA（国際協力機構）の母子健康手帳を中心とした保健サービスのパレスチナへの導入プロジェクトが一定の効果を上げ、次のステップとして小学校への「保健室」の設置、「学校給食」の実現に向けて、日本に学びに来られたのだった。

ランチの席で、ふたりの女性は、政治的、歴史的なことは一切、口にしなかった。身に危険が及ぶからだろうか。そのくらいイスラエルの軍事力によるパレスチナ支配が「システム化」していると感じた。外国に来ても彼女たちの言動は監視されているような気がしたのだ。

繰り返される残虐行為

ご存知のようにイスラエルは「シオニズム（ユダヤ人国家建設を目ざす思想および運動）」を

背景に1948年、平和に暮らしていた70万人のパレスチナ人を追い出した地域に国をつくった。パレスチナ人はこれを「ナクバ（大惨事）」と呼んでいる。イスラエルは、建国当初から国境を定義せず、四次にわたる中東戦争や、入植によって占領地を押し広げてきた。パレスチナ人が「インティファーダ（一斉蜂起）」で抵抗すると、その数十倍返しで報いた。速戦即決で大量報復すれば抑止効果がある、と信じている。その結果、現在の「ホロコースト」が起きている。

もちろん、10月7日のハマスの越境攻撃による一般人を含む1200人以上の殺害や、200人以上の人質を取ったことは断罪されねばなるまい。ただ、人質交換については、1985年にはパレスチナ側が捕らえた3人のイスラエル兵と1151人のイスラエルに囚われたパレスチナ人、2011年には1人のイスラエル兵と1027人のパレスチナ人との捕虜交換が行われている。

今回、ハマス側は、200人以上の人質に関して、イスラエルの刑務所に入れられている6000人の同胞の釈放を求めている。だが、イスラエルは、それを無視するかのように攻撃をくりかえし、すでに1万4000人以上の人々が殺されているのだ。

１９９３年にノルウェーの仲介で、イスラエルのラビン首相とパレスチナ解放機構（ＰＬＯ）のアラファト議長の間で「オスロ合意」が図られ、パレスチナに暫定自治政府が樹立された。

パレスチナとイスラエルの「二国共存」を目ざす理念が示されたが、2年後にラビン首相が暗殺され、すぐに右派ネタニヤフ政権ができて、すべてが覆された。くり返すが、イスラエル右派にはシオニズムが脈々と受け継がれている。

常に「卵」の側に立つ

カナダの歴史学者でユダヤ教徒の歴史学者、ヤコブ・Ｍ・ラブキンは、シオニズムが19世紀の植民地主義と人種差別から生まれたと規定し、次のように述べている。

「シオニズム運動の主流は、その後も、先住の人間集団を排除し、その財産を奪取する移住型の植民地主義をさかんに押し進めながら、ヨーロッパ式のナショナリズムをお手本とし続けるでしょう」

私たちは、21世紀のいま、19世紀の「暴戻《ぼうれい》」に直面している。作家の村上春樹は、２００９年2月、エルサレムでの授賞式で「壁と卵」のメタファーで、こう語った。

「高く、堅い壁と、それに当たって砕ける卵があれば、私は常に卵の側に立つ。しかも、たとえ壁がどんなに正しくて、卵がどんなに間違っていようとも、私は卵の側に立つのです」

「壁」とは爆撃機、戦車、ロケット砲などであり、「卵」は攻撃される非武装市民と説く。さらに「壁」は「システム」でもある、と村上は抽象化した。

医療者もまた、「へき地」にあって、卵の側に立ち続けなくては、お役には立てないことだろう。

（2023年12月）

人道的危機の地を支える「地球のお医者さん」

あらゆる戦争は、最悪の人権侵害であり、生命を尊重することを使命とする医療者にとって、最大の「敵」であろう。

大学の先輩医師で、NPO法人**カレーズの会**理事長のレシャード・カレッド先生が、日本文化厚生農業協同組合連合会が発行している『文化連情報』という雑誌で「**アフガニスタン**からみた世界と日本」というコラムを連載中だ。2022年5月号では、ロシアのウクライナ侵攻への憤りと、一刻も早い和平への思いを記している。

一方で、長い間、戦乱が続いたうえに大干ばつで５００万人もの子どもが飢餓に直面する祖国アフガニスタンへの、国際社会の「無関心さ」にも言及。アイルランドの国会議員クレア・デイリー氏の「欧州議会」での演説を引用している。その内容は、レシャード先生の胸の内を代弁しているかのようだ。少し長くなるが、大切なことに気づかせてくれるスピーチなので孫引きをお許しいただきたい。

現在私たちが壊滅的な危機に直面していることは間違いありません。支配者による戦争によって、罪のない民間人の命が犠牲になっています。しかし、ウクライナだけではないのです。前回の総会以降、何万人ものアフガニスタン国民が、食料と安全を求めて避難することを余儀なくされています。

５００万人の子どもたちが飢餓に直面し、苦しく辛い死を迎えています。児童婚が５００％増加し、生き残るために売られている子どもたちが増加しています。この場（欧州議会）では、そのことには一切触れないのです。この国でも、どの国でもです。ありとあらゆるテレビ放送や緊急人道支援も全く触れませんし、特別総会もなければ、この欧州議会総会の話題に上がることもありません。

（中略）彼らは、自分たちの人道的危機が、なぜそれほど重要でないのか不思議に思っているに違いありません。

皮膚の色が問題なのですか？
白人ではないからですか？
西洋人ではないからですか？
彼らの問題はアメリカからの武器と侵略が原因だからですか？
彼らの国の富を奪う決断をしたのは専制的なアメリカ大統領だからですか？
専制的なロシア大統領ではないからですか？
（中略）すべての戦争は悪であり、すべての犠牲者は支援に値します。

このように「すべての戦争は悪」と断じるところからしか、人道は浮上してこない。

住民の生活を守り育てる「地域復興モデル」

昨年8月、アフガニスタンから米軍が撤退し、タリバン政権が復活した。国際社会は、タリバンの女性の権利侵害などを理由に経済制裁を行っている。アフガニスタン経済は悪化の一途をたどり、人道的危機に歯止めが利かない。
そうした中、レシャード先生の「カレーズの会」は、アフガニスタン南部のカンダハル診療所の現地活動を継続している。カンダハル診療所は、市域の東にあるため、昨年夏の激しい戦闘に巻き込まれなかった。国外退避を希望する職員も出ず、医療活動が続けられている。

昨年9月上旬には、タリバンの州政府調査団がカンダハル診療所を訪ねてきた。調査団は診療所の活動内容を確認し、女性スタッフによる「夜間出産」についても熱心に聞き取ったという。その結果、「今まで通りの活動を継続してよい」と承認された、とレシャード先生は「カレーズの会」のウェブサイトで報告している。タリバン政権であれ、人命の尊重は当然なのだろう。

現在アフガニスタンの病院や学校などの公的機関、民間ビジネス、NGO団体などの預金口座は凍結されている。「カレーズの会」も現地職員の給与や医療品、検査消耗品などの支払いが困難な中で、「無償の医療サービス」を継続中だ。その実践力に頭が下がる。

アフガニスタンといえば、故・中村哲先生が立ち上げた「ペシャワール会」も、現地で重厚な活動を続けている（ペシャワール会ウェブサイト）。

アフガニスタン東部ナンガルハル州の山間部にあるダラエヌール診療所では、昨年8月の米軍撤退時期に現地の医師や看護師、薬剤師ら14人が数日間、自宅待機したが、戦闘や混乱は起きず、住民の要望を受け、診療を再開したという。

２０１９年末に中村先生が凶弾に倒れてからも、ペシャワール会は活動全体を継続している。中村先生が「地球のお医者さん」として、大干ばつに立ち向かうために起工した用水路は、約27キロにも及び、広大な砂漠を緑地に変えた。農場では穀類、野菜、果樹の栽培や畜産などが営まれ、65万人の農民の生活を守り育てる「地域復興モデル」として注目されている。

医療の視点から生命を守ろうとすれば、「地球のお医者さん」の活動領域は無限に広がるといえるだろう。

（２０２２年5月）

今、思い起こしたいＷＨＯ憲章の重み——健康は「平和と安全」の基礎

世界保健機関（ＷＨＯ）は、5月5日、新型コロナウイルス感染症に関して「国際的に懸念

される公衆衛生上の緊急事態」の宣言を終了すると発表した。2020年1月末の宣言から約3年3カ月。この間に世界で680万人以上、日本で7万4000人以上が死亡している。新型コロナウイルス感染症の流行自体はまだ終息していないし、今後どんな新興感染症が猛威を振るうかわからないが、緊急事態宣言の終了で「コロナとともに」生きていく、その1つの節目になったといえるだろう。

これを機に、もう一度**WHO憲章**を読み直してみた。憲章は、1946年7月22日にニューヨークに集まった61カ国の代表が署名し、1948年4月7日から効力が発生している。第二次世界大戦が終わった直後の厳しい社会情勢の中での発効だ。

健康は「平和と安全」の基礎

憲章は冒頭に「次の諸原則が全ての人々の幸福と平和な関係と安全保障の基礎であることを宣言します」としており、「健康とは、病気ではないとか、弱っていないということではなく、肉体的にも、精神的にも、そして社会的にも、すべてが満たされた状態にあることをいいます」と定義した上で、前文に8つの原則を記している。

特に目を引くのが、次の3つだ。

(1)世界中すべての人々が健康であることは、平和と安全を達成するための基礎であり、その成否は、個人と国家の全面的な協力が得られるかどうかにかかっています。
(2)健康増進や感染症対策の進み具合が国によって異なると、すべての国に共通して危険が及ぶことになります。
(3)一般の市民が確かな見解をもって積極的に協力することは、人々の健康を向上させていくうえで最も重要なことです。

(1)では、健康が平和の礎であると明記し、個人と国家の連帯を呼びかける。(2)は国家間の平等な関わりの必要性を訴え、(3)は市民参加という実践上のポイントを押さえている。

こうした現代的な意義が憲章に反映されたのは、長かった世界戦争の残忍さ、不毛さへの痛切な反省があったからだろう。不条理に人が人を殺すことがやっと終わり、生存のための健康に目が向けられた。

ウクライナでは昨年から終わりの見えない戦闘が続き、多くの市民が殺されてきた。

極東では米国と中国の対立が言い立てられ、「台湾有事」などという言葉が新聞紙面にもたびたび掲載されている。

太平洋戦争では、日本の多くの医療者が従軍し、塗炭の苦しみを味わった。前回ご紹介した梁瀬義亮医師は、１９４５年5月、フィリピンのルソン島で機械化部隊つきの軍医として、生き残った60人の兵士とともに米軍との死闘に参加している。梁瀬医師は玉砕、つまり全滅が免れない状態で戦い、辛うじて生き残った。玉砕などの軍隊文化やイデオロギーによる様々な悲劇が生じたのは、決して古い話ではない。

極東で戦争が始まれば、歴史は繰り返されるだろう。ＷＨＯ憲章の重さは、戦争への反省に由来している。

・文中の日本語訳は日本ＷＨＯ協会の仮訳による。
・⑴⑵⑶の番号は筆者が便宜上、付したもの。

（２０２３年5月）

《コラム》
ゆとろぎ

もうひとつの文明を考えてみるのに、わかりやすい鍵は、アラビア語で、ラーハと呼ばれるものではないかと思えます。日常の生活のなかに、なにげなく存在する「ゆとり」や「くつろぎ」です。

日本では、何かを成し遂げたあとに、ごほうびのように、あたえられるのが、ゆとりで、それは物質的ゆとりであることが多いようです。それをめざして一生懸命に働いたから、ちょっとくつろぎましょう、という具合に、「くつろぎ」も、「ゆとり」も、仕事のあとにくるもののようです。

しかしこの世界では「ゆとり」と「くつろぎ」も人生のなかで、まず大事にされるべきものと考えられます。「ゆとり」の時間をもつために、仕事もする、が、仕事自体がラーハになればそれにこしたことはない。

ラーハには、「学ぶこと」、「ねむること」、「瞑想すること」、「旅をすること」など、いろいろのものがふくまれます。わくわくいきいきと生きていることがラーハであるといいます。

労働のあとに許されるごほうびとしてではなく、人生でなによりも先に大事にされるラーハを、わたしは、「ゆとり」と「くつろぎ」をたして、「りくつ（理屈）」をひいた言葉「ゆとろぎ」にしてみました。

「理屈抜きに、いつくしむ生」という意味あいをこめて。

（『ゆとろぎ―イスラームのゆたかな時間』片倉もとこ）

＊もとこ先生は残念なことにすでに亡くなられているが、大学院生などで海外事情に関心を持つ若者に出会ったら、必ず、もとこ先生のこの文章を紹介するようにしている。

《特別寄稿》

危機の農村再生は若月先生の思想と事業の継承を

宮本 憲一

若月先生は、農村医学の課題＝テーマを４つの分野と３つの因子に分けて総合化されています。これはいろいろのところで紹介されていますが、70年前に作られたとは思えぬほど正確で、科学的なものです。

すこし私の解釈も入れて要点のみ紹介します。

農村医学の課題はまず第1に、農村医学が狭い農村医療ではなく、農民の貧困な生活、重労働の生産の社会的原因を改善する事業と一体とならなければならないこと。この課題は国の農村・農業政策を民主主義的に改革する課題である。農村の病院はその性質から民間企業や財団で経営するのでなく、政府・自治体でもなく、住民が参加できる生産・生活協同組合の経営がのぞましい。さらに病院の経営は地元の経済・文化のまちづくりの一環でなければならない。

第2は、狭義の農村医療で無医地区の巡回医療をはじめ、農民の生活改善への協力、潜在病を掘り起こし、地域の条件に応じた独自の医療体制をとること。農民病、農業災害、パラチオン・水銀農薬中毒など独自の領域の研究と治療を進める。近代化に伴って生じる都市と同じような癌、成人病や精神病などについても最先端の医療技術・研究を進めること。

第3は、農村衛生の重視。家畜伝染病、寄生虫病、過度の喫煙・飲酒の抑制などの衛生改善。病気の予防―公衆衛生を重視し、有名な八千穂村の全村健康管理という画期的な成果を上げ、「予防は治療にまさる」という佐久病院のスローガンを実現した。さらに農民には労働法がないので、農作業の合理化で労働時間や作業の安全の指導を行った。

第4は、農民の生活改善が農村医学の基礎である。ここでは先述の農作業の安全・農薬中毒の防止などとともに、住宅の改善、し尿・廃棄物処理、上下水道の施設などの普及とともに、早くから人間ドックや老人福祉施設が病院に併設されていた。

若月先生のすごさは、こういう活動が民衆の心の中に入るように演劇・音楽などの文化活動で表現し、住民が主人公として、自主的に生活改善活動に参加できる教育をしたことである。この文化活動には戦争中、反戦運動によって、2回も治安維持法で投獄された先生の平和の哲学もつらぬかれている。

この若月農村医学に対して、農村・農民生活の変貌から、日本では役に立たないのではないかという批判がある。1970年を転機に、特に80年代以降40年の間に、自民党政府は農業経営を工業と同じように、家族による小規模経営から大規模農場経営化を目指し、農村を自給自足の経済から商品経済に巻き込み、自動車道路・上下水道などの社会資本を整備し、都市的な生活様式に大きく変化させた。この政府の農村解体政策のために若者は農林業をやめ、生活に便利で経済力のある都市へ流出した。

1960年農業従事者は1156万人だったが、1980年には413万人、今では200万人を割っている。食料自給率はエネルギーに換算して37%に落ち、有史以来の変貌が進み、もはや自立不可能な状況に追い込まれつつある。

こういう状況の下で、農村医学はどうあるべきかが問われている。

しかしこの過程で、農村農民の生活が根本的に変わったのではない。しかも貧富の格差は進み、少子高齢化・人口減少、東京一極集中のために地方は停滞、衰退がはじまっている。都市の市民の生活状況は改善されず、農村と同じように生活の困難が増えている、農村・農業の実態は激変したが、若月先生が70年前に建てられた農村医学は意味がなくなったのではない。

世界ではまだ大部分の人口が農村に住み、農民的生活をしている。若月先生の農村医学は其のままで生きている。この日本の場合には、若月農村医学の課題と実践は、農村と都市が共生する地域の医療・福祉の思想と実践のテーマを示している。

私が公害・環境経済学者として、若月先生の業績を知ったのは、農薬中毒を調査研究され、病院に国立研究機関でさえやっていないような、サルを使って実験をするなど研究を重ねて、農薬の防止に努めたことである。

これは農民の健康だけでなく、農産物を消費する都市の市民にとって大きな貢献であった。実は農薬は化学工業にとっては大きな利益を生み、この恩恵を受けている研究者は農薬の防止の研究を怠っていたといってよい。農薬の規制法ができるのは１９７０年の公害国会が初めてであり、これは明らかに若月先生の貢献である。

農薬はその後も完全な防止はされていず、まだ課題は残っている。現代の日本は新自由主義による貧富の格差、教育・医療・福祉の貧困に直面している。その上にウクライナ戦争以後の軍事ブロックの対立の下で、アメリカの中国敵視政策に共同して、先制攻撃のために沖縄を要塞化し、大軍拡に踏み切った。これは若月先生の平和主義に反し、日本国憲法の根底を覆す重大な転換である。

この30年日本経済は停滞し、アベノミクスによって財政金融は例のない異常な状況に陥っている。この重大な転換期の中でも、特に最悪な状況は農業・農村である。なかでも食糧の自給の困難は重大な危機を招く。どのように農村・農業を再生させるかは政治経済の最大の課題といってもよい。

この課題は農村だけで解決できるものでなく、都市との共生、補完性原理による広域的な再生政策が必要である。なかでもなによりも必要なのは、農村住民、もちろん医師・病院関係者も含めた主体の再生、それへの意欲と協働である。かつて農村を再生した若月精神が今こそ求められる。

（＊2024年7月27日開催の「第63回農村医学夏季大学講座」での講演「地域再生への道—内発的発展と自治」添付資料）

宮本憲一‥経済学者。専門は、財政学・環境経済学。大阪市立大学名誉教授、滋賀大学名誉教授、金沢大学名誉博士。元滋賀大学学長。日本学士院賞受賞。若月賞選考委員。

あとがき

「ダイバーシティ（多様性）」が現代ニッポンの課題と叫ばれて久しい。
社会や民族的背景、性別の違い、性的指向など、それぞれの人が持つバックグラウンドの違いを認めあい、尊重しあうことがだいじだと、官民あげて唱えている。

ところが、当の役所や大組織には男性優位の「無意識の偏見」が根づいていて、女性幹部の登用すらなかなか進まない。

私たちが社会の多様性を獲得するには、個々の意識改革も必要だが、実際に異質な者どうしが、わいわいガヤガヤ、言いたいことを言いあっても許される場、一種の「アジール」をつくっていくことが重要だと感じている。

ギリシア語の asylon（不可侵）に由来するドイツ語のアジールは、権力が及ばない自由な領域を意味する。

犯罪者や負債者、奴隷などが逃げ込んでも保護される場所で、世界各地の聖地や寺院などにそうした例がある。

さすがに犯罪者などの保護は無理にしても、バックグラウンドや意見の違いを超えて共有できる場はほしい。

私にとって、青春のアジールは母校、京大の「吉田寮」だった。

私は東大を中退し、1983年に23歳で京大医学部に入り直した。入試のあと、たまたま木造トイレを見つけて駆け込んだら、そこが吉田寮だった。大部屋にゴロゴロ連泊しているうちに新学期になり、そのまま86年まで吉田寮に住み、生活の場としてお世話になった。

最近、刊行された『究極の学び場 京大吉田寮』(実生社)の合田真氏(日本植物燃料株式会社代表取締役・94~97年在寮)との対談でも申し上げたが、寮は人生の触媒であった。寮にくる人との出会いや、何が起こるかわからない面白さに浸った。

私自身、そういう楽しみを仕掛けた。

あるとき、仲間と「越後奥三面《おくみおもて》山に活かされた日々」というドキュメンタリー映画を見た。

ダムで沈んだ村のマタギの世界を描いていたが、山中の「豊かな世界」に感激し、わざわざ東京・新宿にあった制作会社（民族文化映像研究所）を訪ねたほどだ。

あの映画が道標になり、私は農山村の医療に進んだ。

佐久総合病院に入職した後、1998年から10年間、長野県南佐久郡の南相木村に派遣され、診療所長を務めた。

マタギのような趣をまとうおじいさん、おばあさんたちをずいぶん、看取った。

その昔、イエズス会の宣教師が日本人聖職者の養成を目的として開設した初等教育機関「セミナリオ」をご存知だろうか。

安土（現・滋賀県近江八幡市）に設けられたセミナリオでは、生徒の1人が10分ほど発議し、皆がそれについて意見を言いあい、2〜3時間討論をして休憩をとった。

教授役の人は、必要なら軌道修正をしたという。

発言に関しては、相手への信頼、謙虚、尊重そして率直さが求められる。

つまり、セミナリオは大学のセミナーの原形で、一方的な講義（レクチャー）ではない。

セミナーは、「言葉にできるものは正確に言葉にする。言葉にできないことについては沈黙する」（ウィトゲンシュタイン）という姿勢を重んじながら、知的研さんを積む場ともいえようか。

そうしたセミナーの醍醐味を、私は大学ではなく、吉田寮で学んだ。

寮で味わった知のダイナミズムを、若い世代に伝えたくて、山の村の診療所長時代には、多くの医学生や看護学生を実習に招いた。村人と出会い、ディスカッションをしながら、人が人のお世話をする「ケア」を実感してもらおうと工夫した。

2024年春、私は京都の私立大学経済学部の大学院客員教授に就いた。久しぶりに京都へ定期的に通うようになり、女性院生たちの探求心の旺盛さに舌を巻いている。

吉田寮には、今春、アフリカやスリランカ、フィリピンなどを経巡り、国内外の「戦争の証言」を集めて次世代に伝えようとしている元看護師のフォトグラファーが入寮した。

彼女は、難民や移民の安全の問題を研究したくて、京大文化人類学大学院に入学したらしい。築100年を超えた吉田寮は、何度も存続の危機を乗り越えてきた。時代を超えたアジールとして京都の地にあり続けてほしい。

最近、父と母そして京都の義母が相次いで亡くなった、いずれも大往生だった。亡父がしっかりしていた頃、私に語りのこした洞察を以下記す。

「人間は自由になると、先に自由になった者がそれを悪用、（他種を含む）他者を支配」

「人間は技術を得ると、先に技術を得た者がそれを悪用、（他種を含む）他者を支配」

深くお世話になり四季折々に思い起こす、そんな感謝と感慨をもって、本書を三人に捧げたい。

２０２４年秋　　佐久総合病院　　色平　哲郎

＜著者プロフィール＞

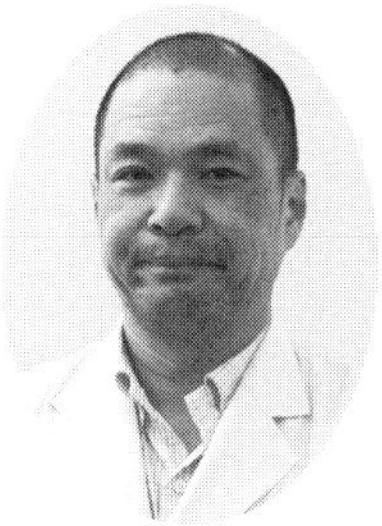

色平 哲郎（いろひら てつろう）

JA 長野厚生連佐久総合病院 地域医療部 地域ケア科医長・国際保健医療科医師。1960 年横浜市生まれ。東京大学中退後、世界を放浪。1990 年京都大学医学部卒。同年 JA 長野厚生連佐久総合病院に就職。1998 年から南相木村国保直営診療所長として 10 年間「第一線医療」に従事。1995 年、タイ政府より表彰。2003 年、山室静文学記念佐久文化賞受賞。2011 年、ヘルシー・ソサエティ賞受賞。2013 年、在日フィリピン大使館より表彰。2023 年まで東京大学医学部公衆衛生大学院非常勤講師。2024 年から立命館大学客員教授。著書に、『大往生の条件』（角川 one テーマ 21）、『命に値段がつく日 ── 所得格差医療』（山岡淳一郎氏との共著、中公新書ラクレ）、『風のひと土のひと ── 医す立場からの伝言』（新日本出版社）、『農村医療から世界を診る ── 良いケアのために』（あけび書房）など。

色平 哲郎（いろひら・てつろう）
JA 長野厚生連佐久総合病院 地域医療部
地域ケア科医長・国際保健医療科医師

装丁　加門啓子

深読み Now ⑬
地域をつむぐ、いのちの連鎖
——連載「医のふるさと」より

2024 年 10 月 18 日　第 1 刷発行

著　者　© 色平哲郎
発行者　竹村正治
発行所　株式会社かもがわ出版
〒 602-8119　京都市上京区堀川通出水西入
TEL075-432-2868　FAX075-432-2869
振替 01010-5-12436
ホームページ https://www.kamogawa.co.jp
印　刷　シナノ書籍印刷株式会社

ISBN 978-4-7803-1340-6　C0036